인지건강 증진을 위한

두뇌 훈련

탑클래스 두뇌발전소

탑클래스 두뇌발전소는 심신의학을 바탕으로 현대인들의 각종 두뇌 질환 및 건강한 두뇌 개발에 도움이 되고자 유튜브 채널 '탑클래스 두뇌발전소'를 운영하고 있다. 기억력, 집중력, 관찰력, 판단력, 언어능력 등 다양한 분야의 두뇌 훈련을 위한 두뇌게임을 비롯하여, 명상을 통한 두뇌 휴식법, 알면 도움 되는 유익한 건강 정보 등 약 1000개의 영상을 업로드하며 활동 중이다. 고령화 시대에 세계적으로 사회적 문제가 되고 있는 치매를 예방하기 위해, 두뇌 훈련 후 두뇌 휴식을 병행하는 프로그램을 고안하여, 따라 하면 누구나 스스로 치매를 예방할 수 있도록 하고 있다. 6만 명을 바라보는 구독자와 누적 조회 2100만 뷰를 넘기며, 더 많은 이들에게 바른 두뇌 건강법을 전달하기 위해 열정으로 노력하는 중이다. 즐거운 마음의 강력한 치유력을 믿는 탑클래스 두뇌발전소는 앞으로도 많은 이들이 즐거운 마음으로 치매 없는 삶을 영위할 수 있도록 최선을 다할 것이다.

탑클래스 두뇌발전소 유튜브

대한치매협회

2016년 8월 네이버 밴드 '치매이야기'로 출발하여 치매로부터 자유로운 세상, 치매가 있어도 불편하지 않은 세상, 행복하고 존엄한 노년이 보장되는 세상을 만들고자 2019년 1월 대한치매협회를 정식 발족하였다. 가르치고 배우면서 서로 성장한다는 교학상장(教學相長)을 모토로 치매아카데미, 역량강화학교, 치매예방학교, 치매전문학교, 웰에이징학교, 웰다잉학교, 장기요양학교, 시니어비즈니스학교, 특별양성학교, 디지털역량강화학교, 심리상담학교, 치매예방마술, 역사인문학교실, 독서클럽, 연구분과, 자격과정 등의 각종 프로그램을 운영하였다. 치매 환자와 가족이 안심하고 살아갈 수 있는 인적·물적 환경을 조성하여 지역사회돌봄(커뮤니티케어)을 구축하고자 치매와 고령사회에 대한 양질의 정보를 제공하고 있으며, 온/오프라인 교육 및 학술 활동을 통한 치매 전문인력 양성, 배움과 나눔을 통한 치매에 대한 올바른 이해와 치매 인식개선 활동, 회원 간/기관 간/지역 간의 네트워크 강화와 활성화, 치매예방·치매돌봄·치매치료에 대한 비의료적 개입의 연구개발 및 보급에 적극적으로 임하고 있다.

치매이야기(고령사회) 밴드 http://band.us/@dementia

대한치매협회 홈페이지 http://www.dementia.kr

채널 모음 https://linktr.ee/k_dementia

시니어 에듀

인지건강 증진을 위한 두뇌 훈련

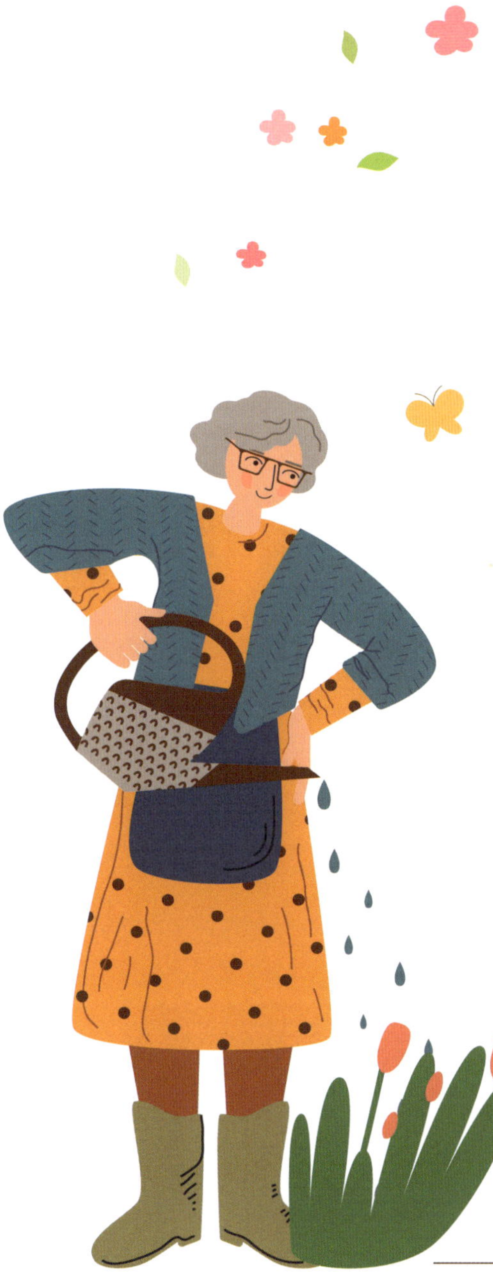

탑클래스 두뇌발전소·대한치매협회 공저

1

봄편

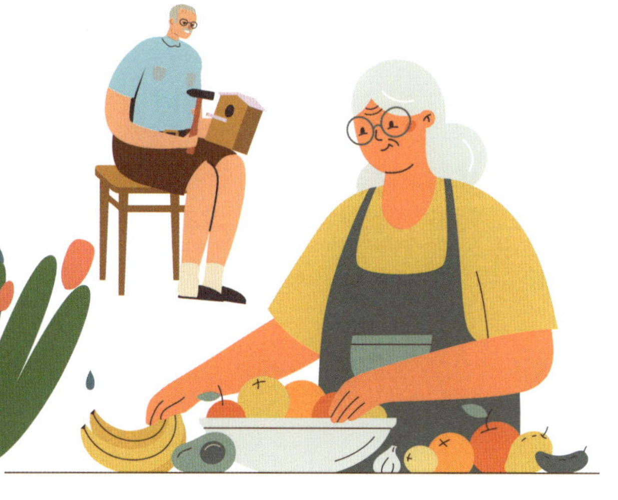

동양북스

요즘 주변을 돌아보면, 단순 건망증에도 '혹시 내가 치매는 아닐까?' 염려하는 사람들이 많습니다. 자연스러운 노화 현상인 기억력 감퇴나 신체 기능 저하일 수 있음에도 미리 걱정하고 두려워하는 이유는, 치매가 아직 발병 원인조차 명확히 밝혀지지 않은, 완치할 수 없는 병이기 때문입니다. 이는 치매 예방의 중요성이 강조되는 이유이기도 합니다.

치매를 예방하고 건강하게 두뇌를 발전시키기 위해서는 꾸준한 훈련을 통해 두뇌 세포를 활성화하고, 바른 휴식법으로 두뇌 능력을 강화하는 것이 중요합니다. 그리고 이러한 훈련에 앞서 무엇보다 중요한 것은, 하루하루 건강하게 변화하는 두뇌를 생각하며 즐거운 마음으로 훈련과 휴식에 임하는 것입니다. 이러한 즐거운 마음가짐은, 언제 나에게 올지 모를 치매에 대비하기 위해 노력한다는 마음가짐보다 훨씬 강력한 치유 효과를 발휘합니다.

이 책은 치매 예방의 핵심이 되는 두 가지, 두뇌 훈련(게임)과 두뇌 휴식(명상)을 중점으로 구성하여 두뇌 강화 효과가 극대화될 수 있도록 하였습니다.

첫 번째, 25가지 재밌는 두뇌 게임으로 이루어진 두뇌 훈련은, 반복과 집중을 통해 뇌에 건강한 자극을 줌으로써 신경세포의 기능을 향상하고, 세포 간 연결망인 시냅스를 활성화합니다. 기억력, 집중력, 관찰력, 판단력, 언어 능력, 계산 능력 등 인지 능력이 재밌는 게임을 하는 동안 체계적으로 발달할 수 있도록 구성하였습니다. 아름다운 색상의 예쁜 그림들로 이루어진 게임을 꾸준히 하다 보면 마음이 밝아지고, 힐링 되어 두뇌 건강 증진에 많은 도움이 됩니다.

두 번째, 쉬어가기 코너에 구성된 명언 명상으로 두뇌 휴식을 하면, 두뇌 훈련의 효과를 최대화할 수 있습니다. 처음 명상을 접하는 분도 천천히 순서대로 따라 하며 5분이라도 꾸준히 실천하면, 두뇌 휴식의 효과를 볼 수 있습니다. 출렁이는 물결이 잦아들면 고요해진 물속이 깨끗이 보이듯, 바른 휴식을 통해 잡념이 쉬어지면 두뇌의 모든 능력은 저절로 향상됩니다.

교재는 매월 1권, 총 12권으로 이루어져 있습니다. 봄, 여름, 가을, 겨울, 계절별로 두뇌 훈련 프로그램이 마무리될 수 있도록 구성하여, 성취감을 느끼며 두뇌 훈련을 지속할 수 있습니다. 총 25종류의 두뇌 게임과 추가적인 부가 활동이 수록되어 있어, 재밌게 게임을 하다 보면 자연스럽게 다방면의 인지 능력을 고루 향상하고, 한층 더 강화할 수 있습니다. 한 권의 책 안에서 난이도 조절을 통해 효율적으로 두뇌 능력을 개선할 수 있도록 유의하였습니다.

탑클래스 두뇌발전소는 두뇌 건강의 근본이 되는 심리적 치유와 함께 효과적으로 두뇌 능력을 향상하는 방법들을 모색하고, 연구해 오고 있습니다. 두뇌 게임을 통한 두뇌 훈련 후 휴식(명상)을 함으로써 두뇌 강화 효과를 극대화하는 프로그램을 고안하는 등 지속적인 연구를 거듭하며 치매 예방 및 모든 연령대의 두뇌 개발에 도움이 되길 바라는 마음을 담아 유튜브 채널 '탑클래스 두뇌발전소'를 운영하고 있습니다.

이 책을 작업하며, 치매로부터 자유로운 세상이 되길 바라는 희망을 나눌 수 있어 뜻깊고, 보람된 시간이었습니다. 좋은 기회를 제안해 주신 대한치매협회 조범훈 회장님과 협회 강사님들께 감사드리며, 이 교재의 출간이 많은 분들께 치매 없이 건강하고, 심신의 행복이 충만한 삶의 초석이 될 수 있기를 바랍니다.

탑클래스 두뇌발전소

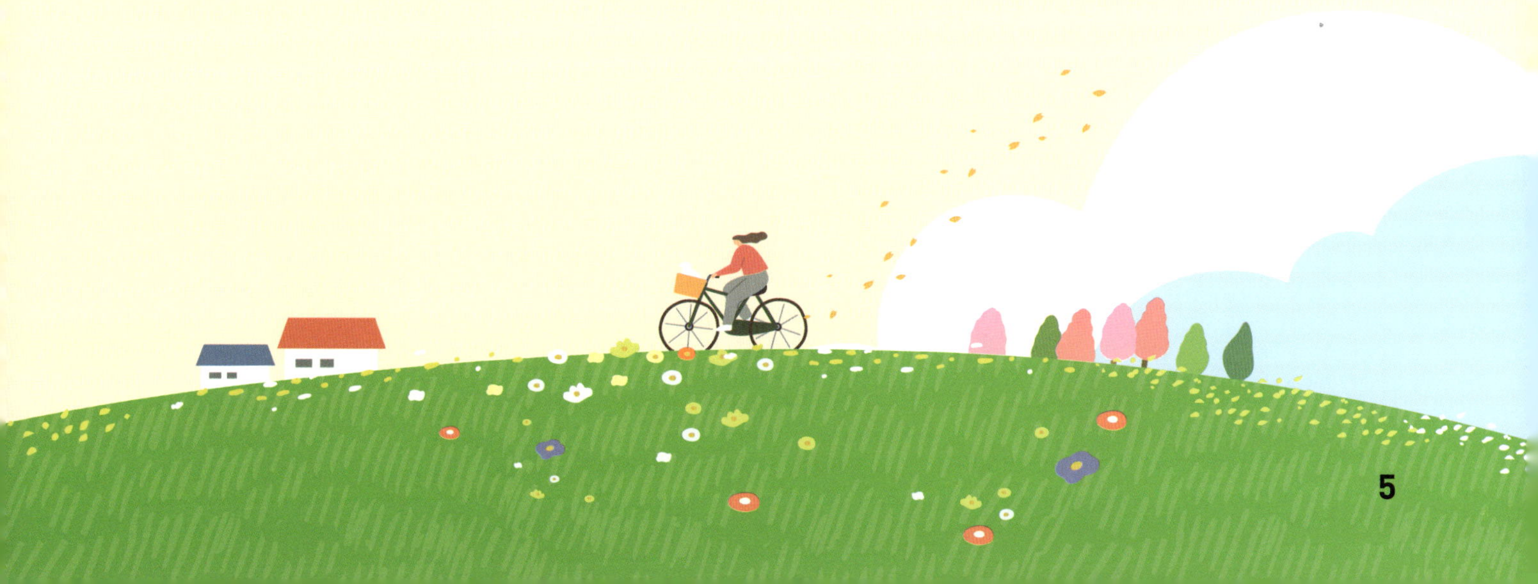

이제 우리나라는 노인 1천만 명, 치매 환자 1백만 명 시대를 맞이하고 있습니다. 2000년 고령화 사회(aging society: 7%)에서 2017년 고령사회(aged society: 14%)를 거쳐, 이제 초고령사회(super aged society: 20%)에 진입했습니다.

고령화에 따라 많아지고 있는 치매는 뇌의 인지기능에 문제가 발생하는 대표적인 질환이라고 할 수 있습니다. 치매는 여러 가지 다양한 원인으로 뇌기능이 손상되어 후천적으로 인지력에 문제가 생기는 질환입니다. 노년에 가장 두려워하는 질환이 치매라고 합니다.

인간에게 가장 중요한 기능 중 하나는 '인지(認知, cognition) 능력'이라고 할 수 있습니다. 사람에 따라서 조금씩 다를 수는 있겠지만 나이가 들어감에 따라 인지기능은 노화과정과 더불어 점차 감퇴하는 경향이 있습니다.

인지력 저하가 되지 않도록 예방하는 것이 무엇보다 중요하며, 만약 치매에 걸렸다면 진행 속도를 최대한 늦추는 것이 필요합니다. 이를 위해서는 적극적이고 꾸준한 두뇌 활동을 해야 합니다. 용불용설(用不用說), 뇌는 자극하고 사용하면 사용할수록 더 건강해질 수 있기 때문입니다.

치매가 진단되어 어려움을 겪는 어르신들은 물론, 인지기능이 약해지신 분들, 건강한 어르신들의 평소 꾸준하고 적극적인 두뇌 활동을 통해 뇌의 예비용량을 키워두면 인지 건강을 유지, 향상할 수 있습니다.

본 교재는 舊노년뿐만 아니라 베이비부머 등 新노년의 눈높이에 맞는 세련되고 신세대적 감각의 디자인으로 춘하추동, 봄/여름/가을/겨울 4계절을 주제로 하는 내용과 그림으로 구성하였습니다.

치매로부터 자유로운 세상, 치매가 있어도 불편하지 않은 세상, 행복하고 존엄한 노년이 보장되는 세상이 되기를 희망합니다.

대한치매협회 회장 / 치매이야기 대표
조범훈 사회복지학 박사

인지건강 증진을 위한 **두뇌 훈련**

차례

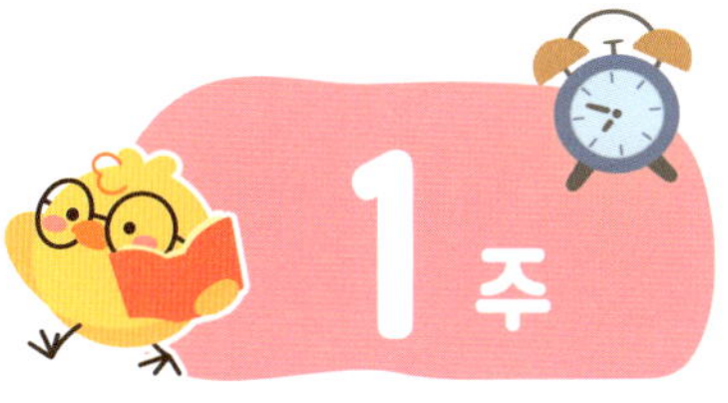

1주

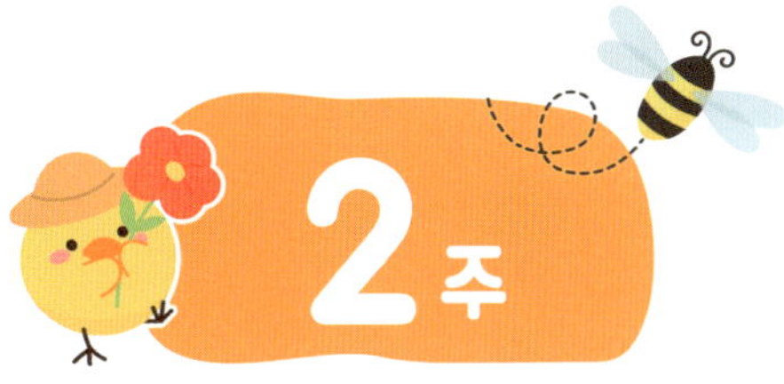

2주

차례

3주

4주

1 주

교재와 함께 즐기는

〈탑클래스 두뇌발전소〉 유튜브 두뇌 건강 게임

지각력과 집중력을 높이는

다른 그림 찾기

시공간 능력과 관찰력을 향상시키는

숨은 그림 찾기

월 일 요일

지남력 퀴즈

1 나를 소개해 봐요

자기인지력

안녕하세요. 건강한 두뇌를 위해 즐거운 두뇌 훈련을 하고 계시군요. 만나서 반가워요. 제 이름은 최행복이랍니다.

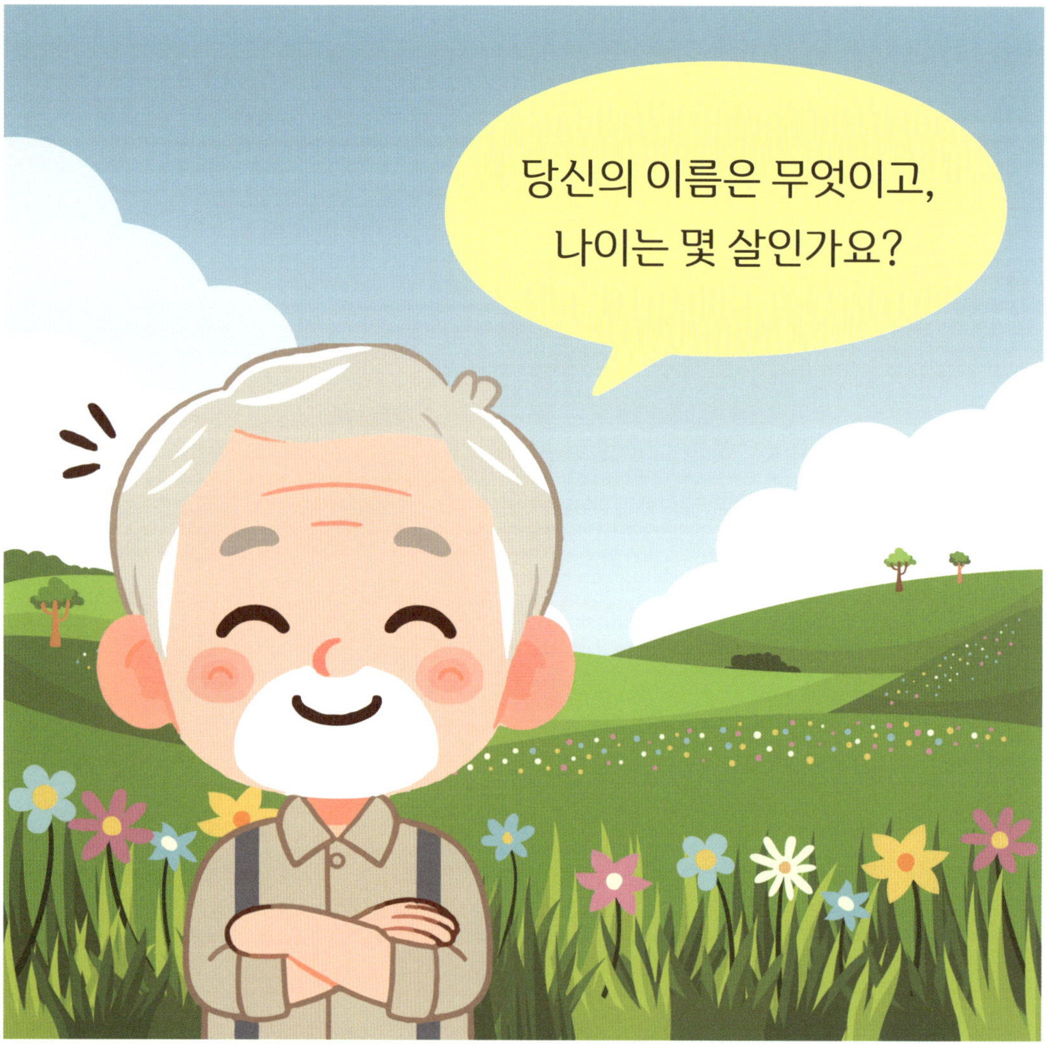

내 이름: ________________

내 나이: ________________

월 일 요일

2 순서대로 기억해 봐요

순서 맞히기

기억력

아래 숫자를 순서대로 잘 기억해 주세요. 뒷장에 퀴즈가 있습니다.

4526

10초가 지났어요. 천천히 페이지를 넘겨 보세요.

퀴즈 앞서 관찰한 숫자를 순서대로 잘 배열한 것은 어느 것일까요?

① 4625

② 4652

③ 4526

④ 4562

월 일 요일

3 숨은 낱말을 찾아봐요

낱말 찾기

언어력

예쁜 그림 속에 세 글자 낱말 한 개가 숨어 있어요. 꽃 이름 낱말 한 개를 찾아 써 보세요.

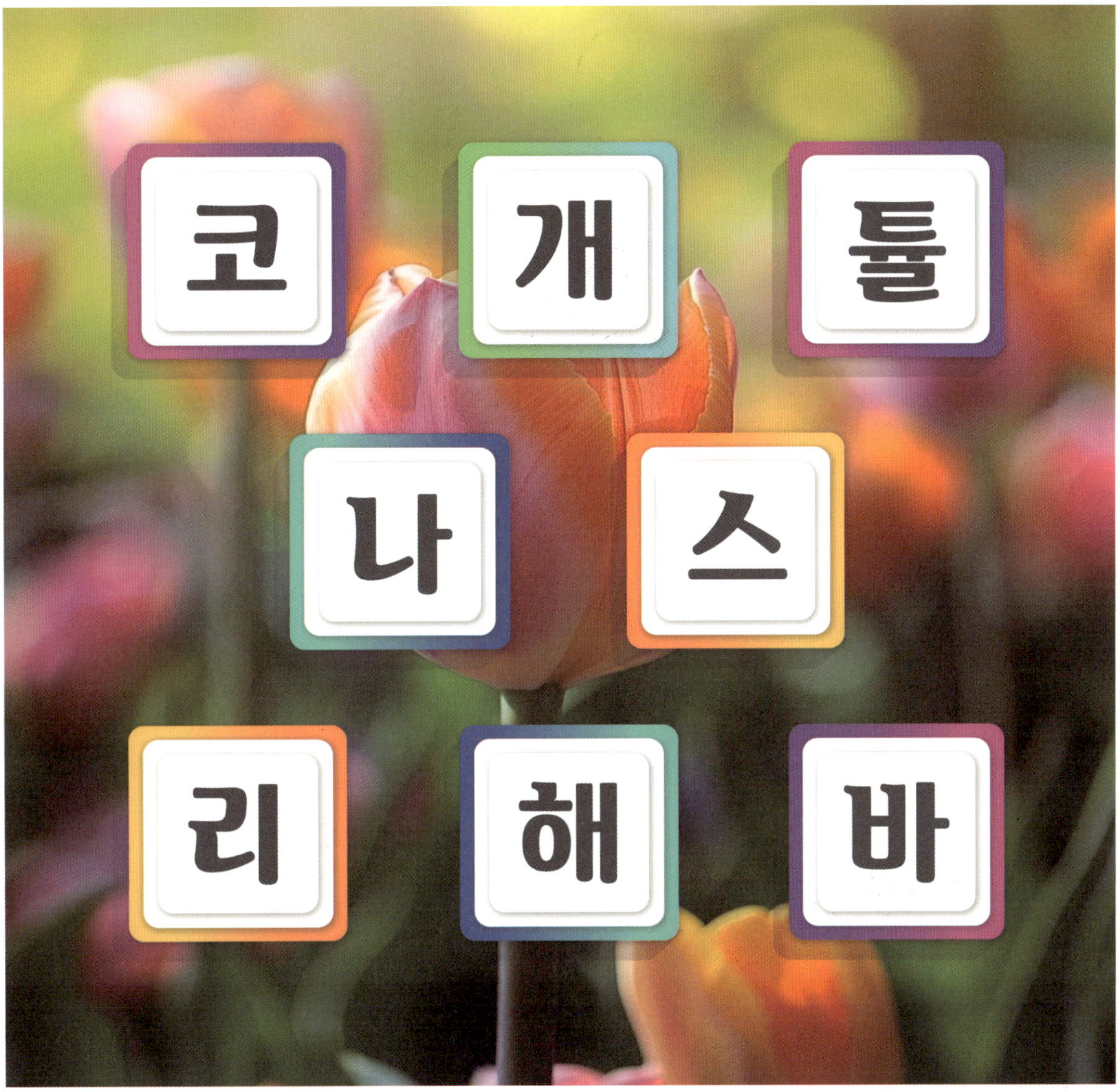

꽃 이름: ______________________

숨은 그림 찾기

4 숨은 그림을 찾아봐요

봄에 찾아온 알록달록 예쁜 곤충과 동물들이 있어요. 아래 곤충과 같은 것을 오른쪽 페이지에서 찾아 ○해 보세요.

아래와 같은 모양의 곤충과 동물을 오른쪽 페이지에서 찾아 색이 없는 부분을 똑같이 칠해 봐요.

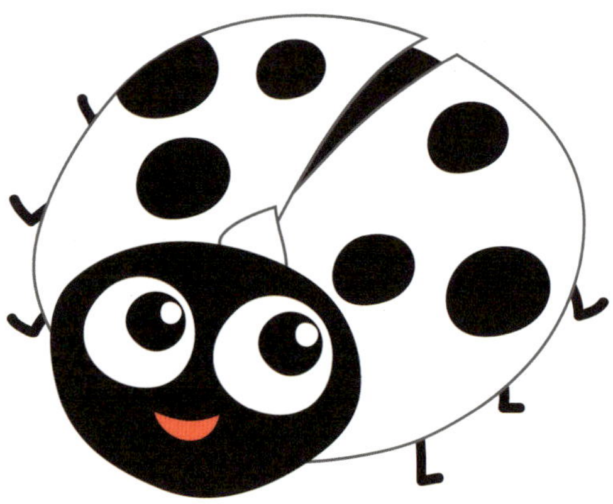

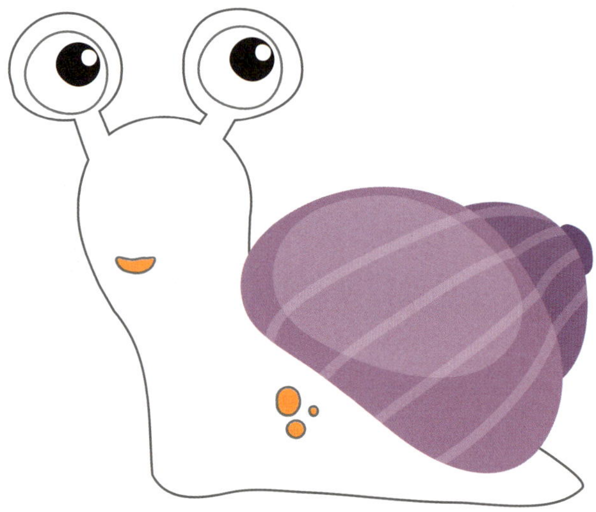

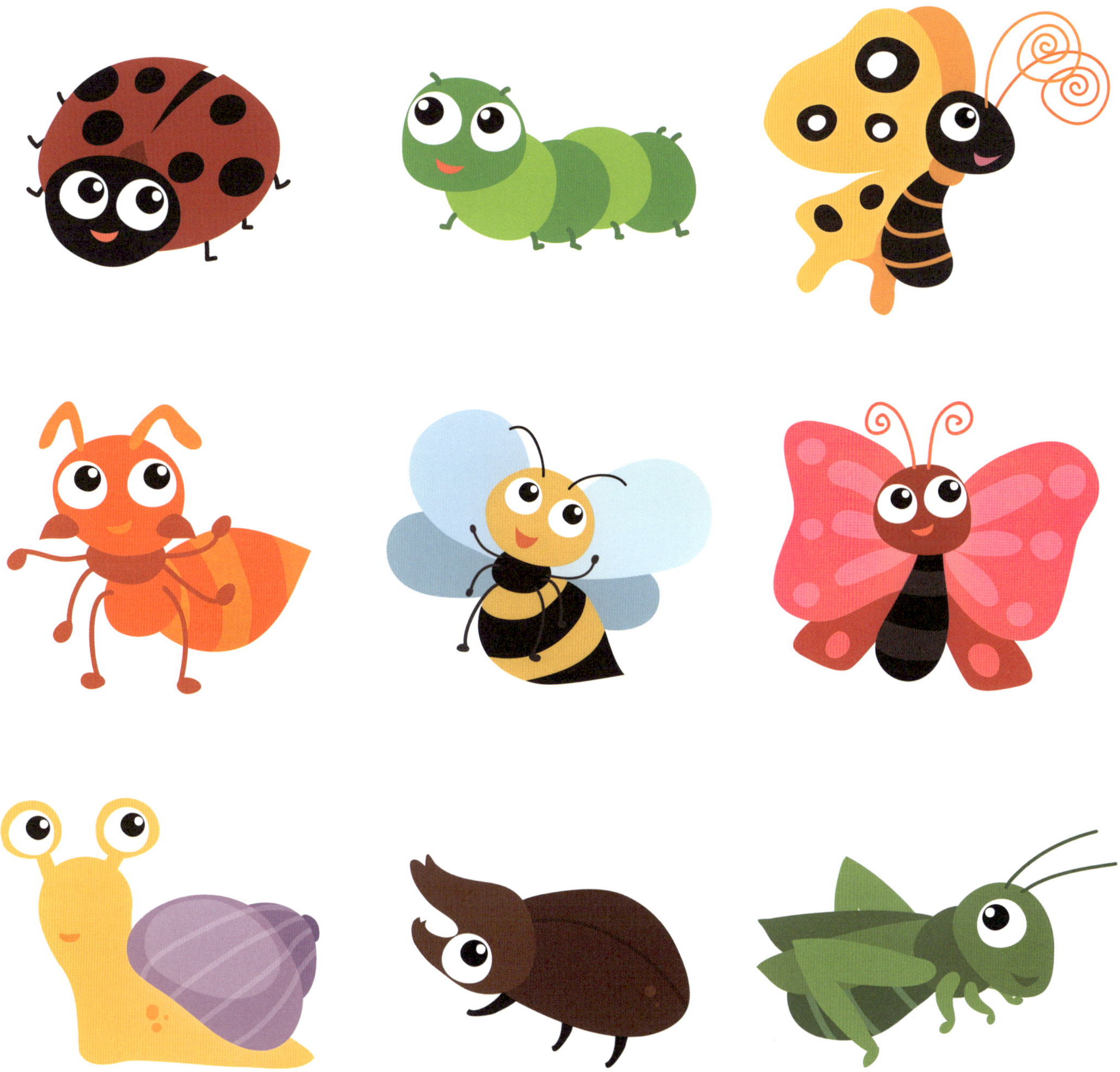

월 일 요일

숫자 빨리 짚기

5 수를 순서대로 짚어 봐요

순발력

1~9의 수가 있습니다. 작은 수부터 순서대로 빠른 시간 내에 짚어 보세요.

1	4	6
8	2	3
5	7	9

월 일 요일

6 다른 그림을 찾아봐요

다른 그림 찾기

집중력

새콤달콤 맛있는 딸기가 많이 있어요. 다른 그림 한 개를 찾아보세요.

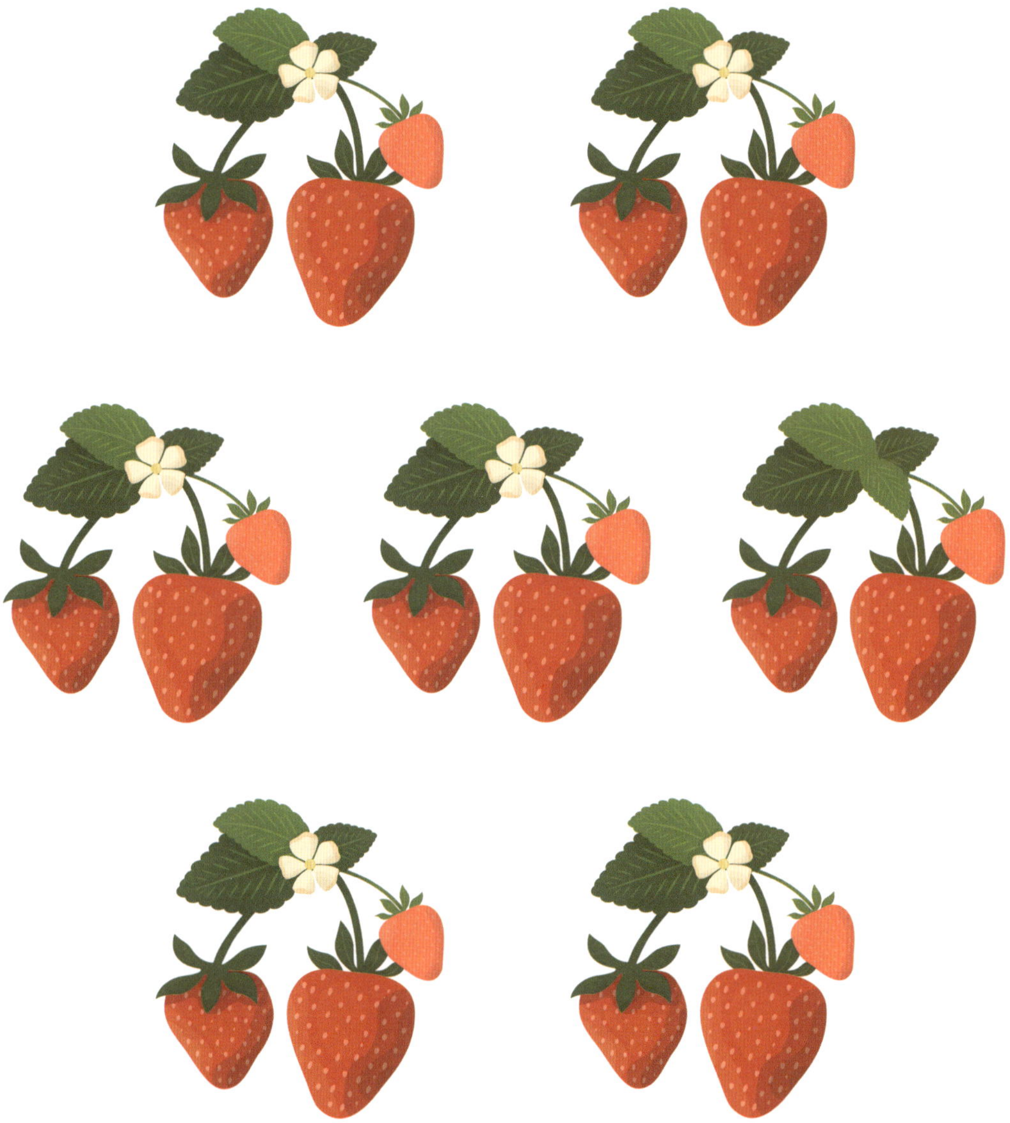

다른 그림의 어느 부분이 어떻게 다른지 말해 봐요.

월 일 요일

초성 게임

7 초성을 보고 낱말을 맞혀 봐요

언어력

두 가지 채소 이름의 초성이 있어요. 아래 글자를 보고 채소 이름을 맞게 써 보세요.

부 ㅊ

부 ㅊ

ㄱ 지

ㄱ 지

8 길을 찾아 미로를 탈출해 봐요

미로 찾기

공간지각력

예쁜 꽃이 핀 동산에 놀러 온 사람들이 미로를 만났어요.
출발에서 도착까지 길을 찾아 탈출해 보세요.

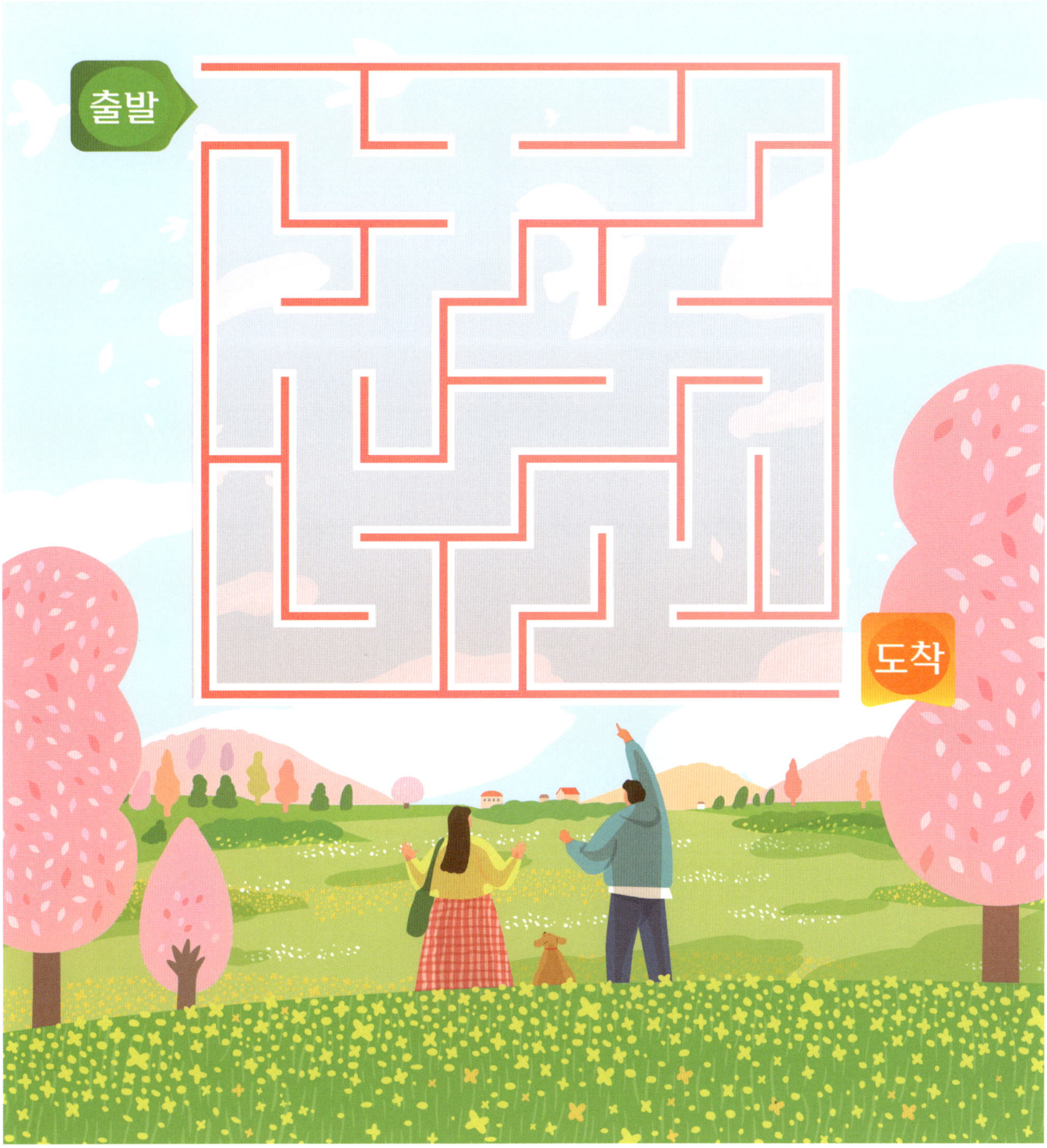

월 일 요일

9 같은 그림을 찾아봐요

집중력

같은 그림 찾기

알록달록 다양한 색의 리본이 많이 있어요. 같은 리본 두 개를 찾아 ○해 보세요.

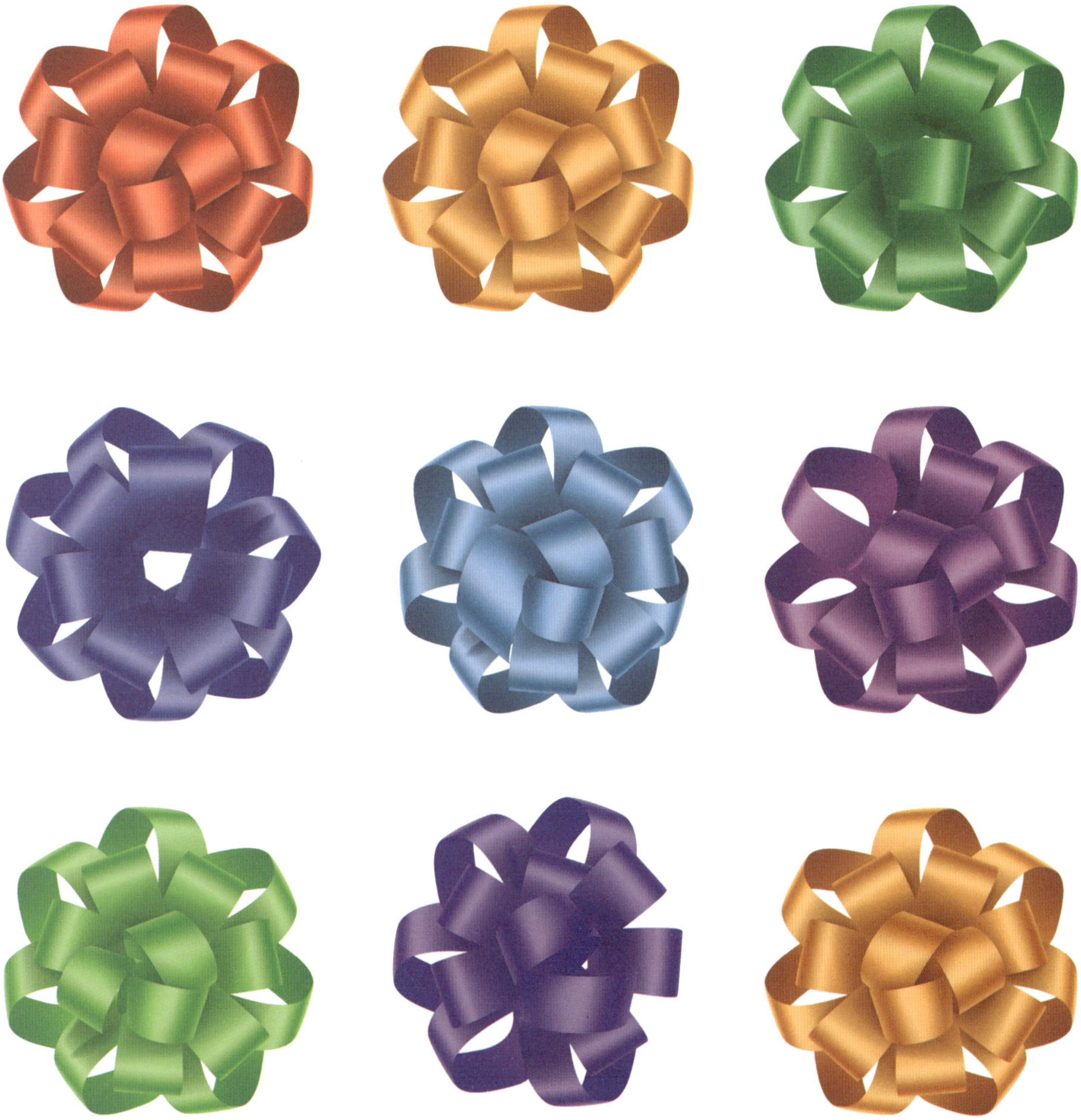

월 일 요일

낱말 찾기

10 숨은 낱말을 찾아봐요

언어력

예쁜 꽃밭 속에 낱말 한 개가 숨어 있어요. 과일 이름 낱말 한 개를 찾아 써 보세요.

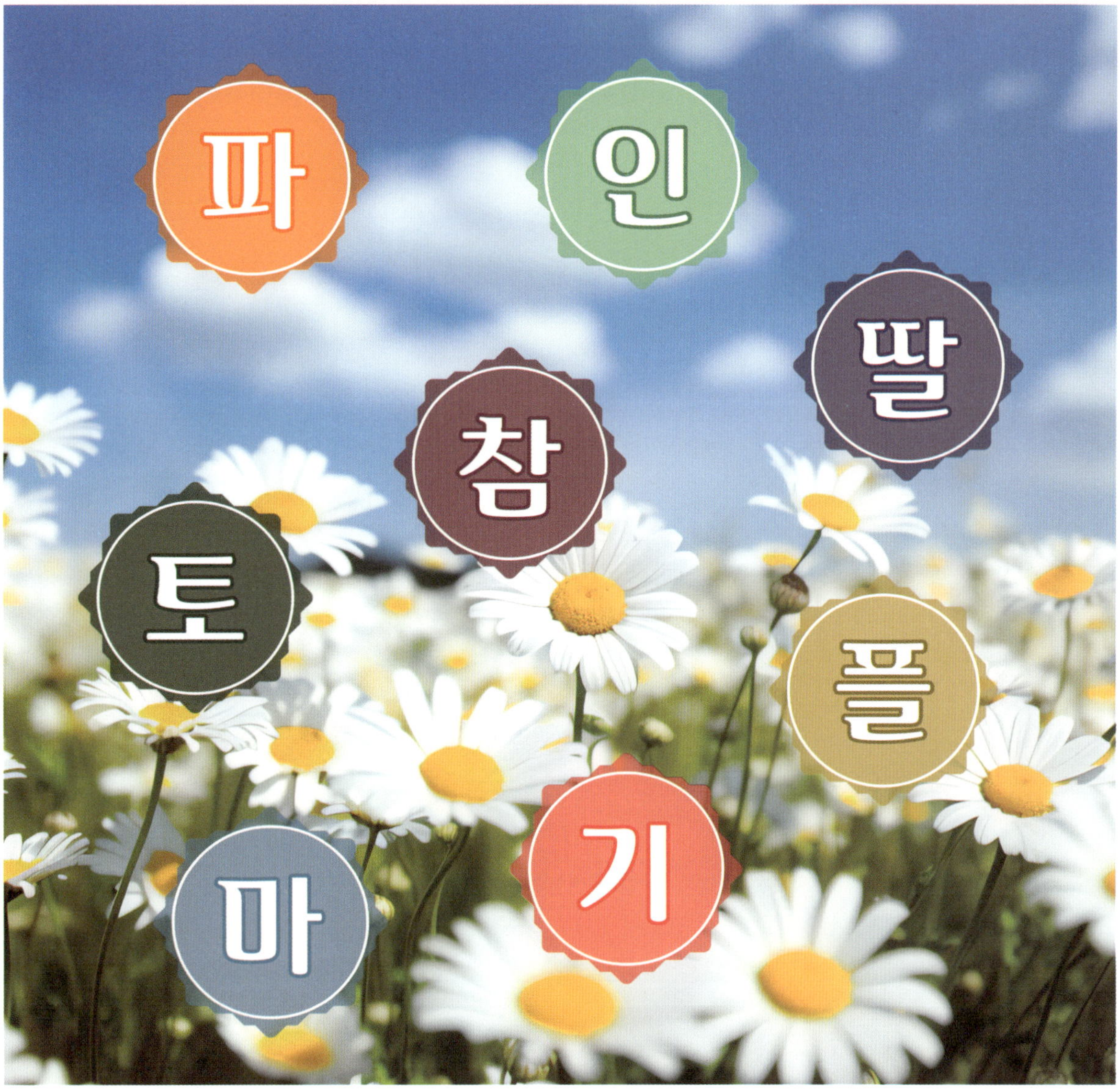

과일 이름: ____________________

11 얼마인지 맞혀 봐요

화폐 퀴즈

계산력

여러 종류의 지폐와 동전이 있어요. 아래 질문에 답을 써 보세요.

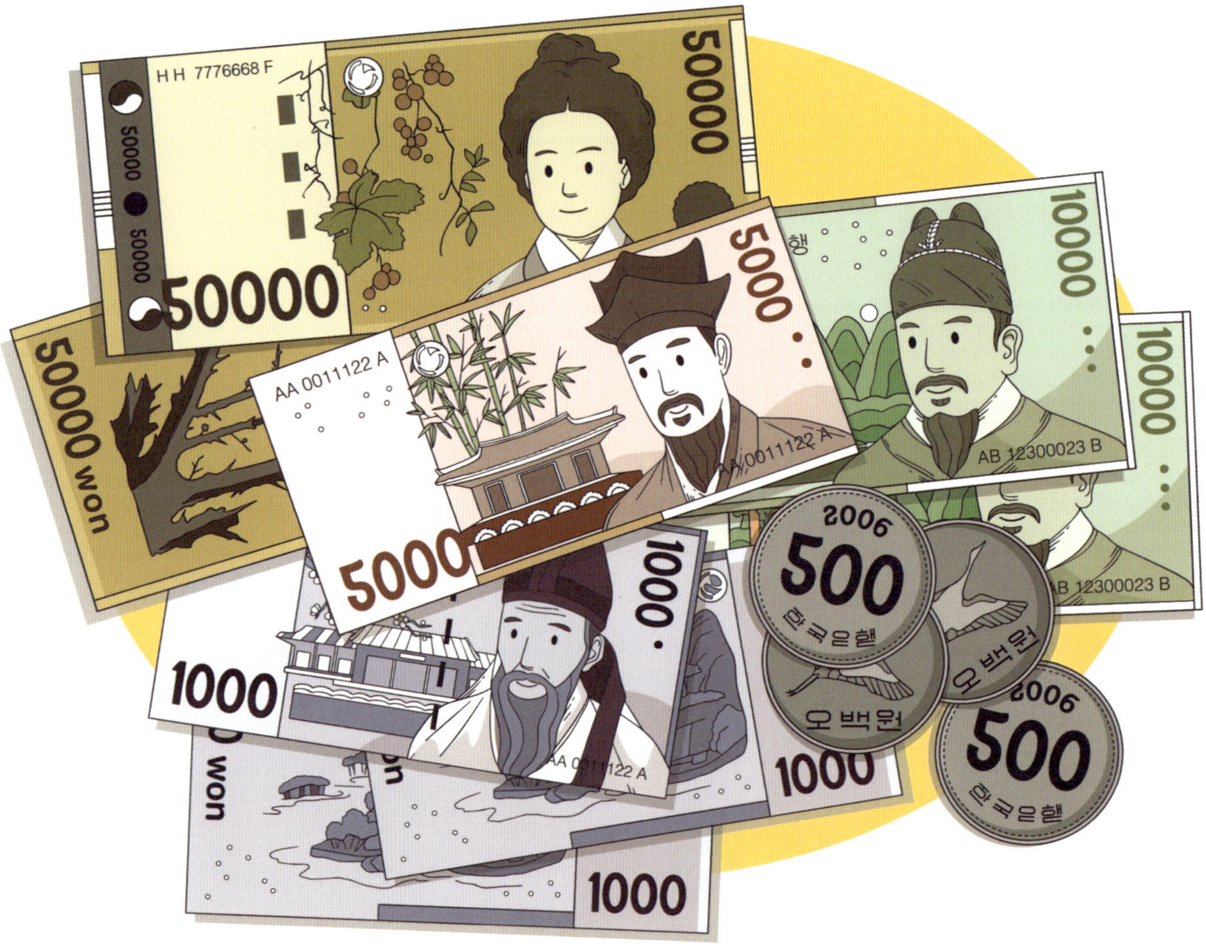

1. 모두 합하면 얼마인가요? ______________ 원

2. 동전은 모두 몇 개인가요? ______________ 개

월 일 요일

12 초성을 보고 낱말을 맞혀 봐요

초성 게임

언어력

두 가지 동물 이름의 초성이 있어요. 아래 초성을 보고 동물 이름을 맞게 써 보세요.

개 ㄱ ㄹ

개 ㄱ ㄹ

ㄷ 팽 ㅇ

ㄷ 팽 ㅇ

13 서로 다른 곳을 찾아봐요

봄비 내리는 날, 장화 속에 예쁜 꽃이 피어 있어요. 서로 다른 두 곳을 찾아 ○해 보세요.

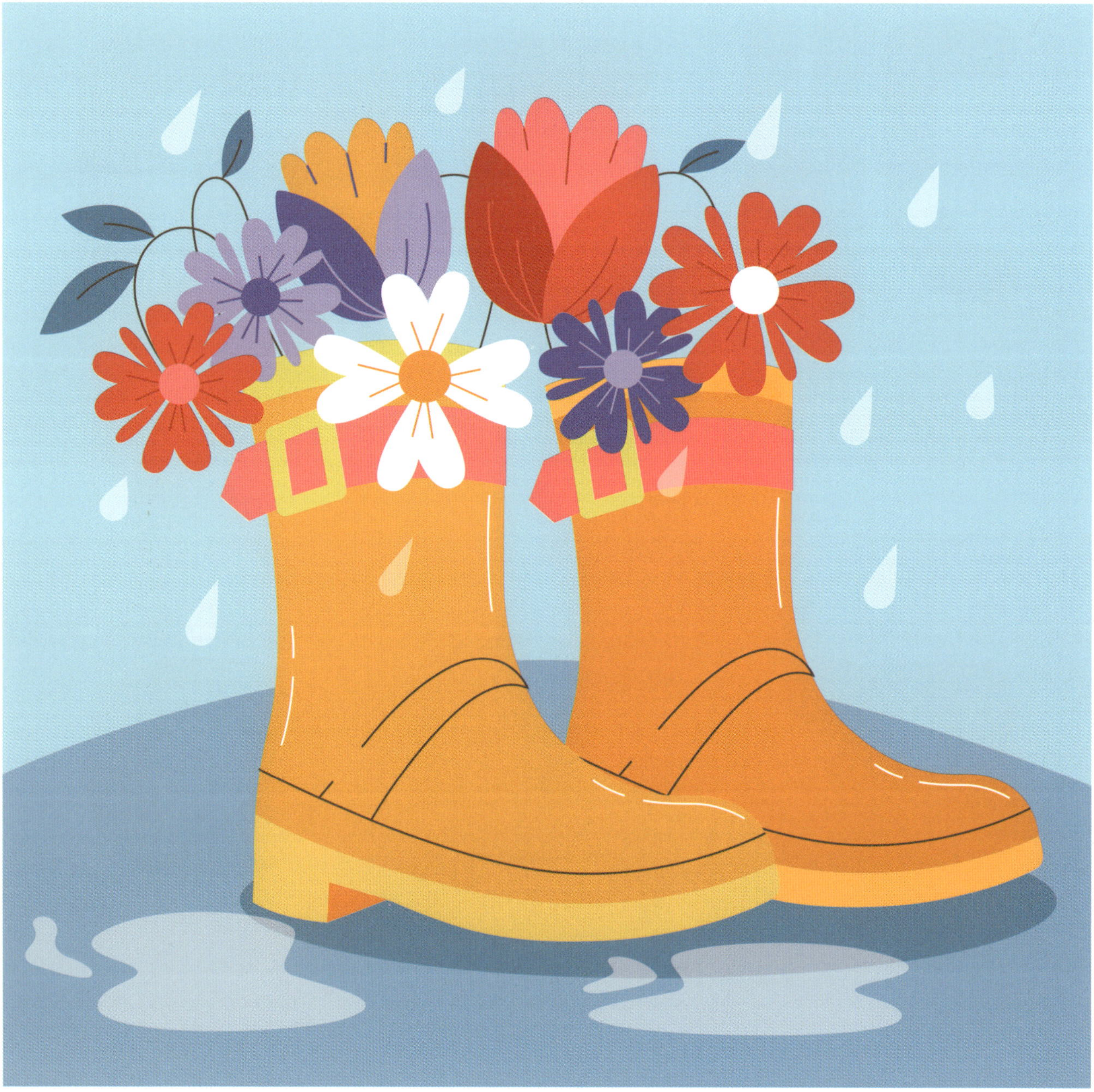

양쪽 그림에 있는 흰 꽃은 모두 몇 송이인가요?

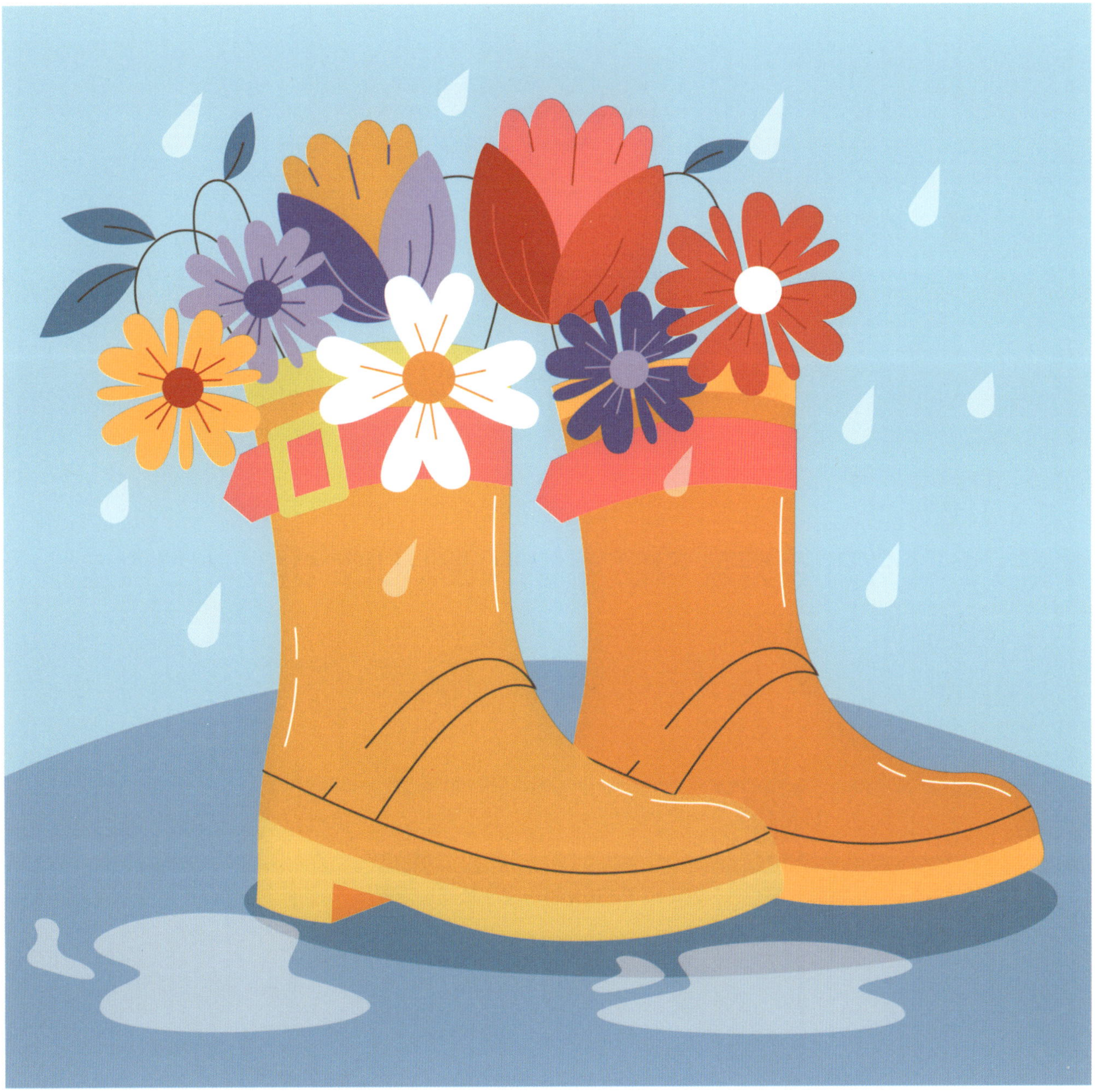

14 숨은 그림을 찾아봐요

숨은 그림 찾기

알록달록 예쁜 꽃이 많이 피어 있어요. 아래 꽃과 같은 것을 오른쪽 페이지에서 찾아 ○해 보세요.

숫자 옆의 점들을 작은 수부터 순서대로 이어서 그림을 완성해 보세요.

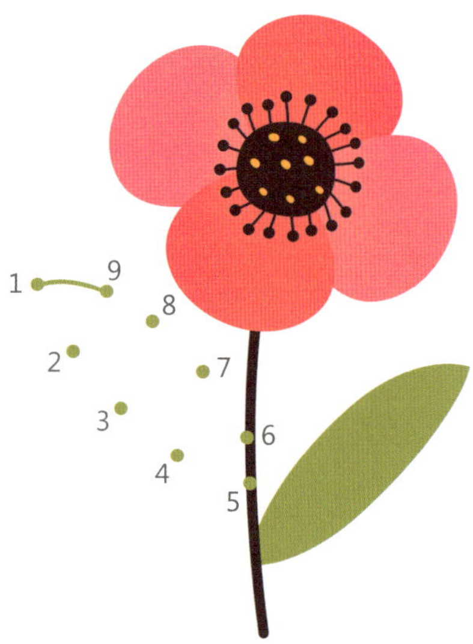

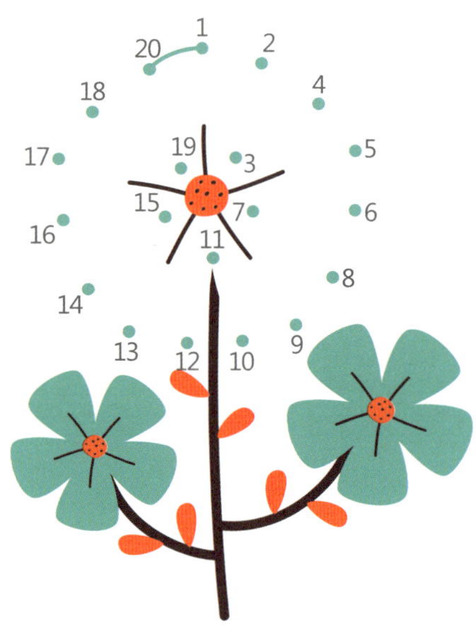

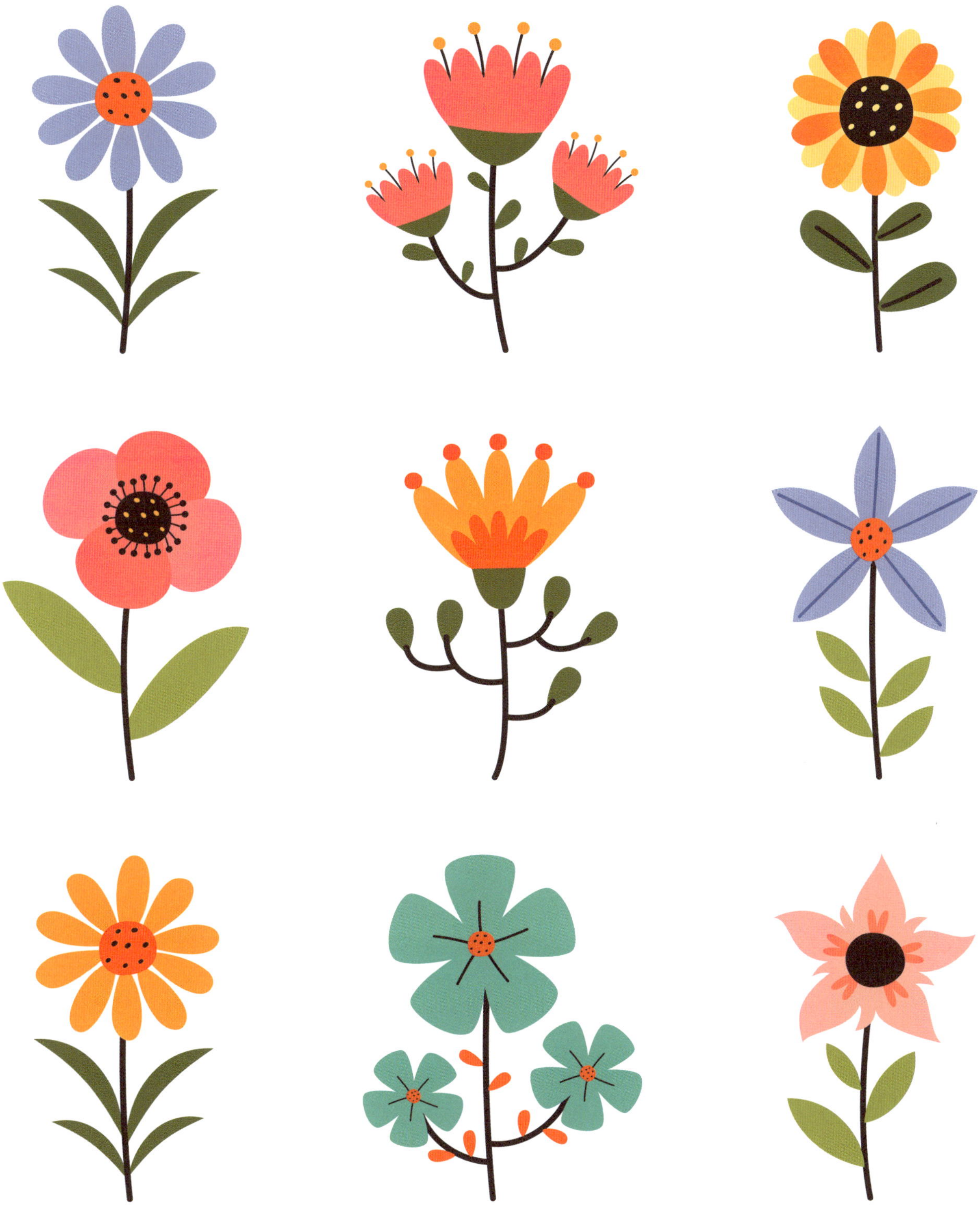

15 없는 수를 찾아봐요

없는 수 찾기

1~10의 수가 있어요. 없는 수 한 개를 찾아보세요.

01 02 03

04 05 06

08 09 10

홀수는 모두 몇 개인가요?

명언 명상
동영상

두뇌 휴식을 위한

명언 명상

명언 명상은 자연의 소리와 함께
명언을 들으며 두뇌를 휴식하는 명상입니다.
방 안의 불을 켜면 어둠은 자연히 일시에 사라지듯,
명언을 3번 반복해서 듣는 동안 마음은 밝아지고, 편안해집니다.
명상을 하면 뇌파는 알파파, 세타파로 변하여
통찰력, 기억력 등 모든 두뇌의 능력이 향상됩니다.

명상하기

1

편안한 자세로 척추를 펴고 앉습니다.
허리와 어깨의 긴장을 풀어 봅니다.
앉는 자세가 힘드신 분은 눕거나
기대셔도 좋습니다. 누워서 하시는 분은
잠들지 않도록 유의합니다.

2

고개를 앞, 뒤, 좌우로 천천히 돌려
목의 긴장을 풉니다. 눈을 살며시 감고,
눈썹과 눈썹 사이 미간의 긴장을
풀어 봅니다.

3

온몸을 편안하게 이완하는 심호흡을
해 봅니다. 코로 숨을 깊이 들이쉬고,
입으로 숨을 천천히 내쉽니다.
코로 숨을 들이쉴 때는 아랫배가 나오고,
입으로 숨을 내쉴 때는 아랫배가
들어갑니다. 3번 반복합니다.
심호흡 후엔 자연스럽게 호흡합니다.

4

자연의 소리와 함께 명언을 들으며
휴식해 봅니다. 명언을 들을 때
잡념으로 인해 집중되지 않더라도
상관하지 않습니다. 알아차리는 순간,
다시 명언을 듣는 데 집중할 뿐 따로
생각을 없애려 하지 않습니다.

5

명언을 기억하려 노력하지 않아도 됩니다. 3번 반복을 통해 지혜는 밝아지고, 자연히 두뇌가 휴식합니다.

6

처음엔 하루 1개의 명언 명상도 좋습니다. 내가 부담 없이 편안히 할 수 있는 시간부터 조금씩 늘려 갑니다. 한 번에 긴 시간을 불규칙적으로 하기보다 매일 짧은 시간이라도 규칙적으로 하는 것이 더 효과적입니다.

오늘의 명언

사람들은 자기가 행복해지는 것보다
남에게 행복하게 보이려고 더 애를 쓴다.
남에게 행복하게 보이려고 애쓰지만 않는다면
스스로에게 만족하기란 그리 힘든 일이 아니다.
남에게 행복하게 보이려는 허영심 때문에
자기 앞에 있는 진짜 행복을 놓치는 것이다.

- 라 로슈푸코(Francois de la Rochefoucauld)

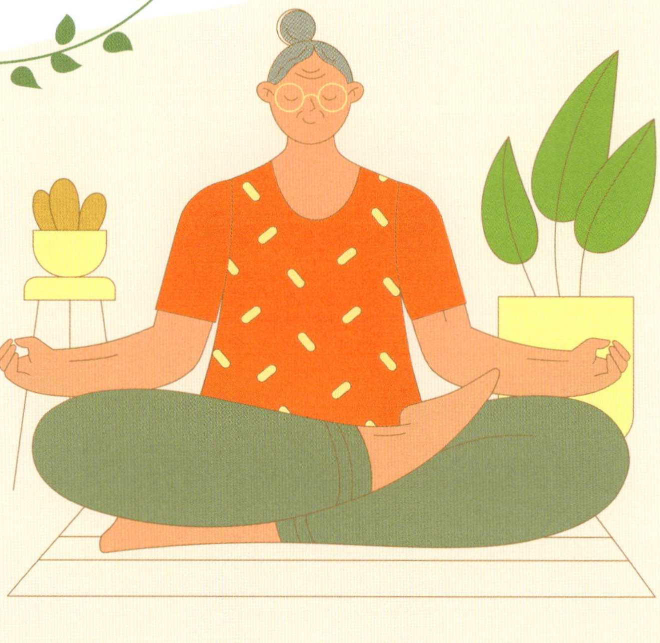

2주

교재와 함께 즐기는
〈탑클래스 두뇌발전소〉 유튜브 두뇌 건강 게임

관찰력과 주의력을 향상시키는
서로 다른 곳 찾기

판단력과 집중력을 높이는
같은 그림 찾기

월 일 요일

지남력 퀴즈

1 날짜와 요일을 말해 봐요

시간인지력

저는 오늘 오후에 가족들과 모임이 있어 외출 준비를 하고 있어요.

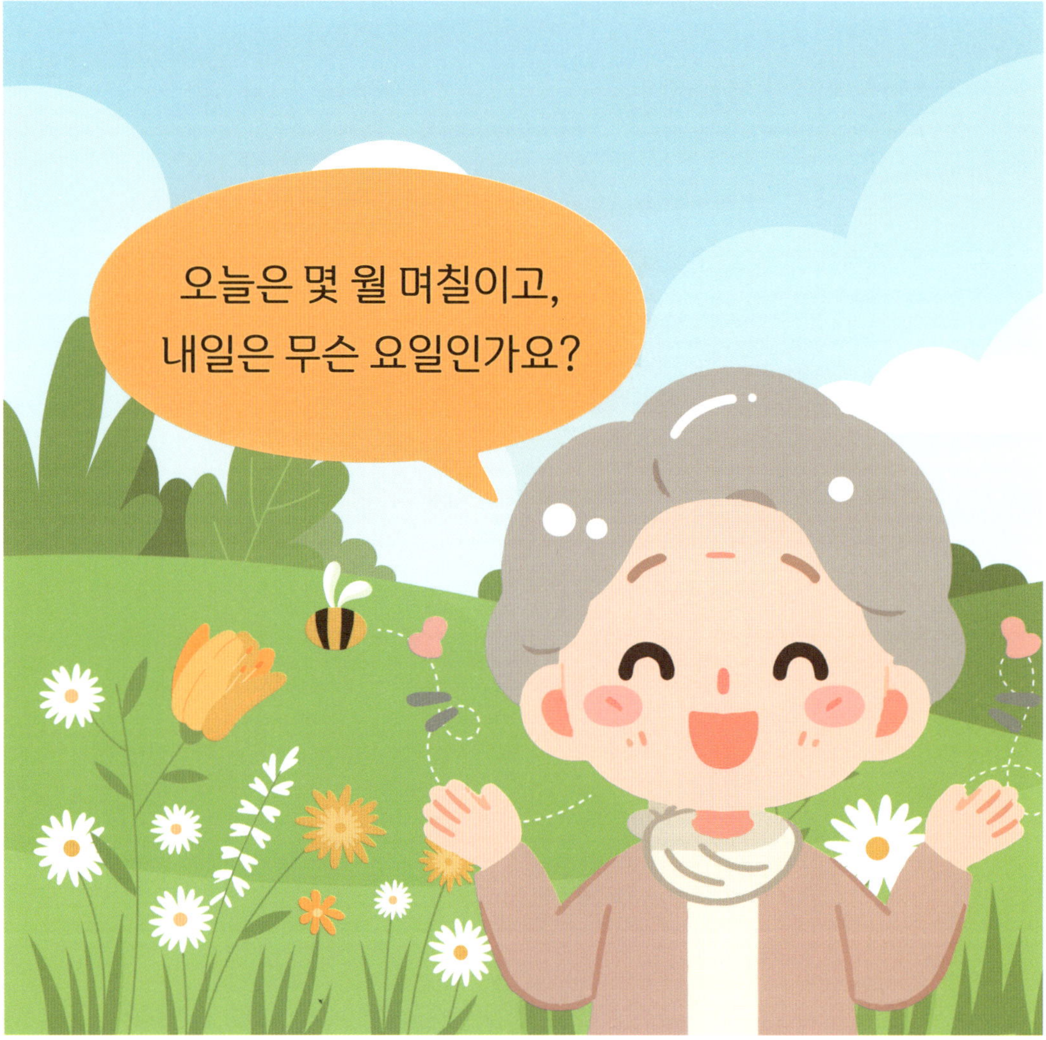

오늘: ____________ 월 ____________ 일

내일: ____________ 요일

월 일 요일

퍼즐 맞추기

2 조각을 찾아 퍼즐을 완성해 봐요

공간지각력

향기 좋은 꽃들이 가득한 꽃집에 왔어요. 가려진 부분에 들어갈 조각은 몇 번인가요?

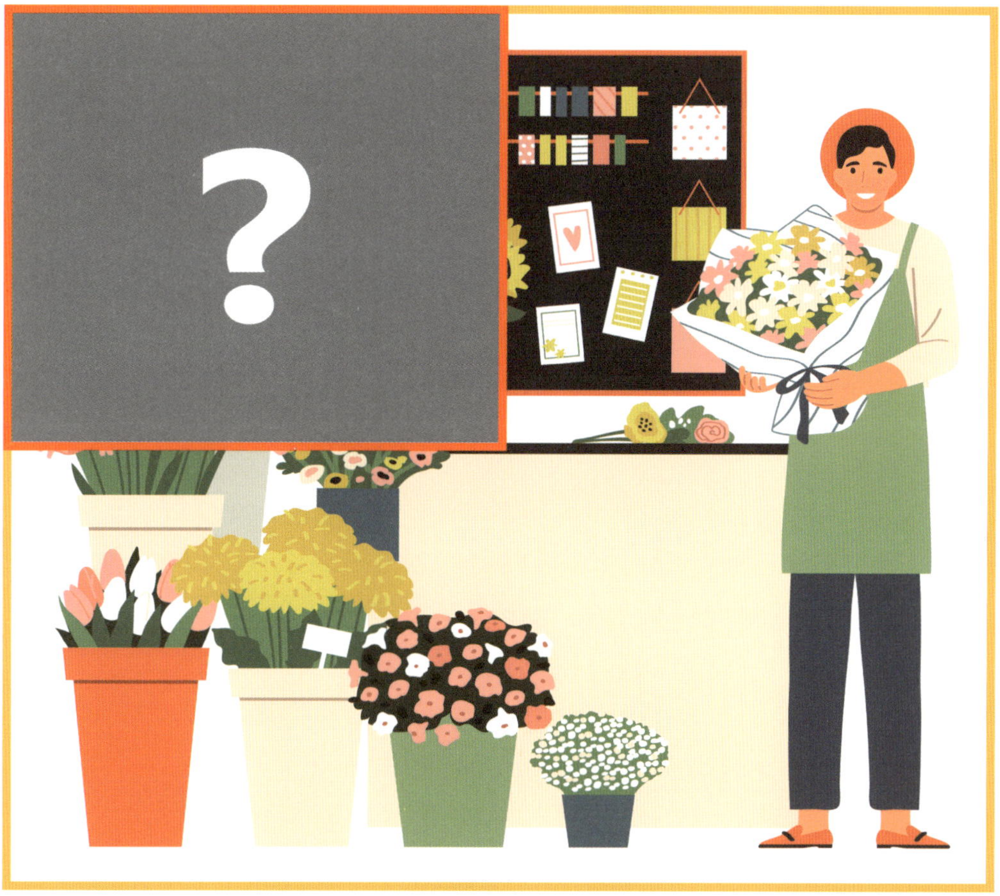

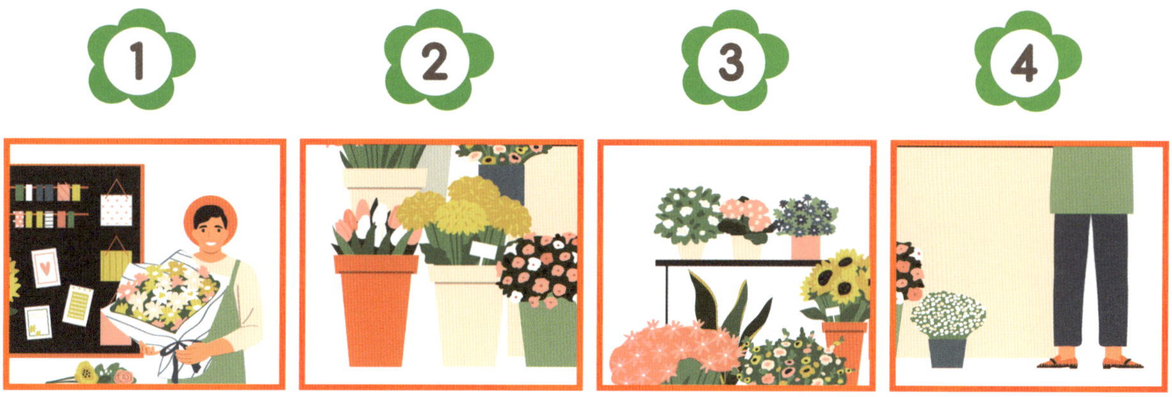

3 숨은 그림을 찾아봐요

다양한 모양의 예쁜 도자기들이 진열되어 있어요. 아래와 같은 도자기를 오른쪽 페이지에서 찾아 ○해 보세요.

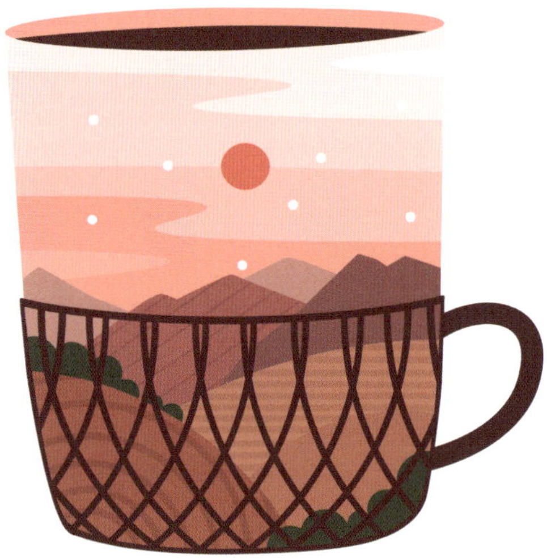

아래 그림은 어떤 것의 일부인지 해당하는 도자기들을 오른쪽 페이지에서 찾아보세요.

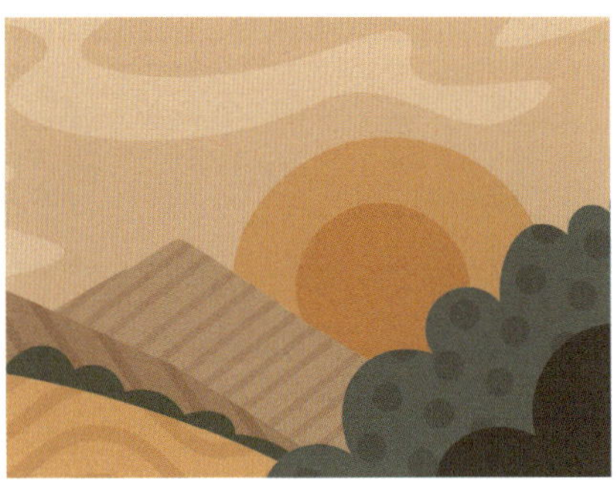

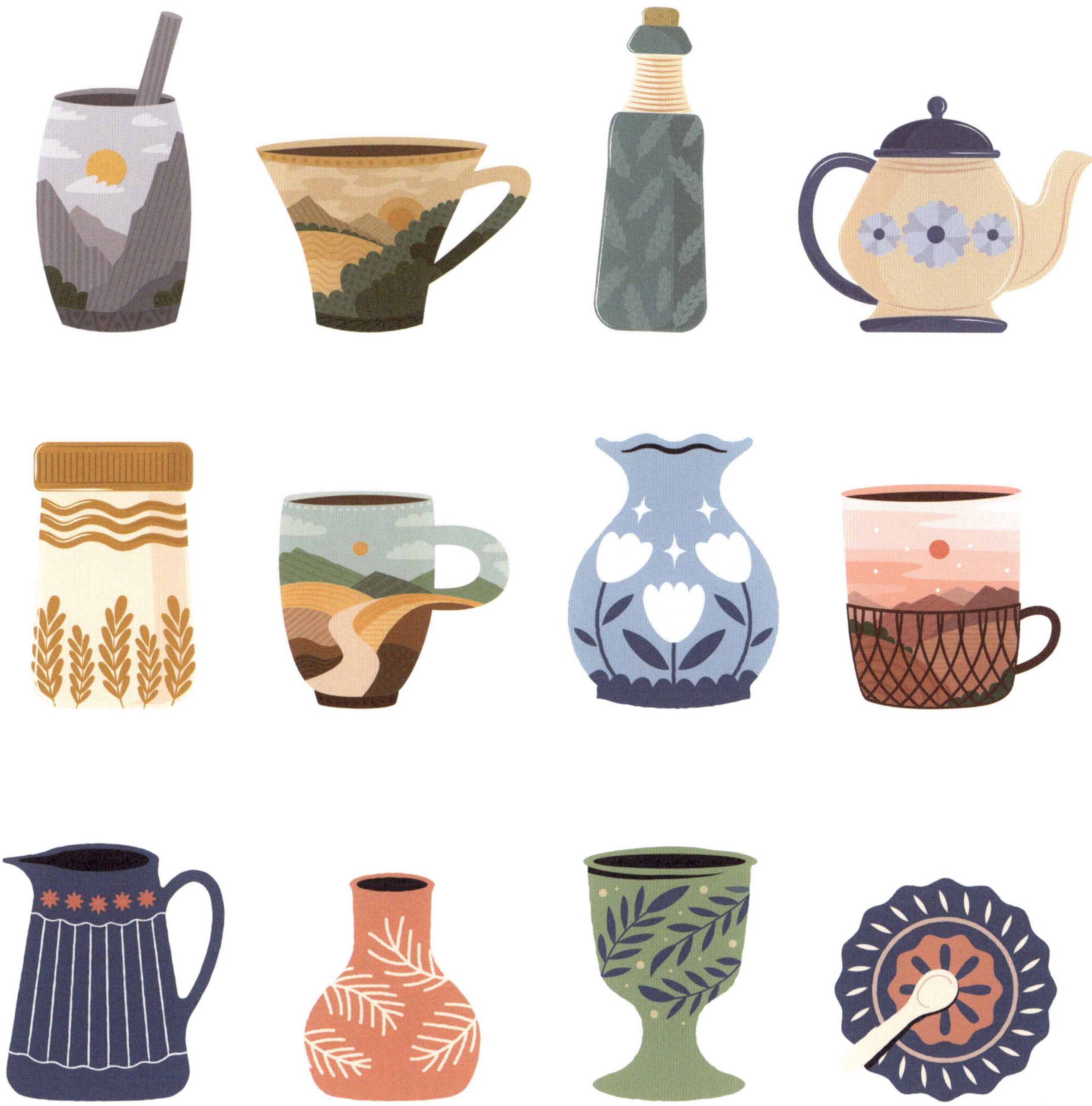

4 숨은 낱말을 찾아봐요

낱말 찾기

언어력

예쁜 튤립 속에 세 글자 낱말 한 개가 숨어 있어요. 동물 이름 낱말 한 개를 찾아 써 보세요.

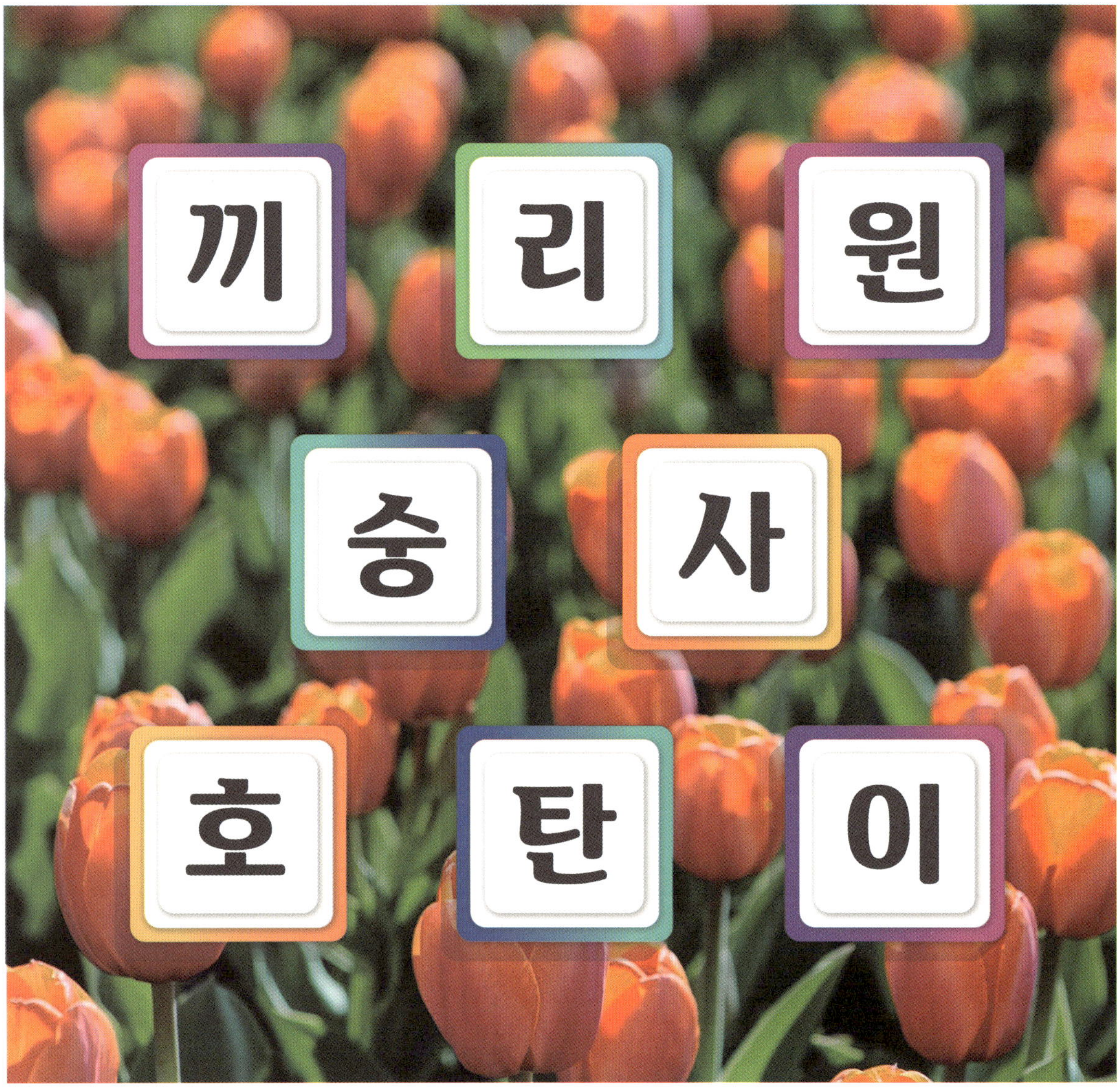

동물 이름: ______________________

5 수를 순서대로 짚어 봐요

숫자 빨리 짚기

월 일 요일

순발력

1~9의 수가 있습니다. 작은 수부터 순서대로 빠른 시간 내에 짚어 보세요.

6	1	넷
이	팔	9
7	다섯	3

월 일 요일

6 다른 그림을 찾아봐요

다른 그림 찾기

집중력

쫀득하고 맛있는 떡이 그릇에 담겨 있어요. 다른 그림 한 개를 찾아 ○해 보세요.

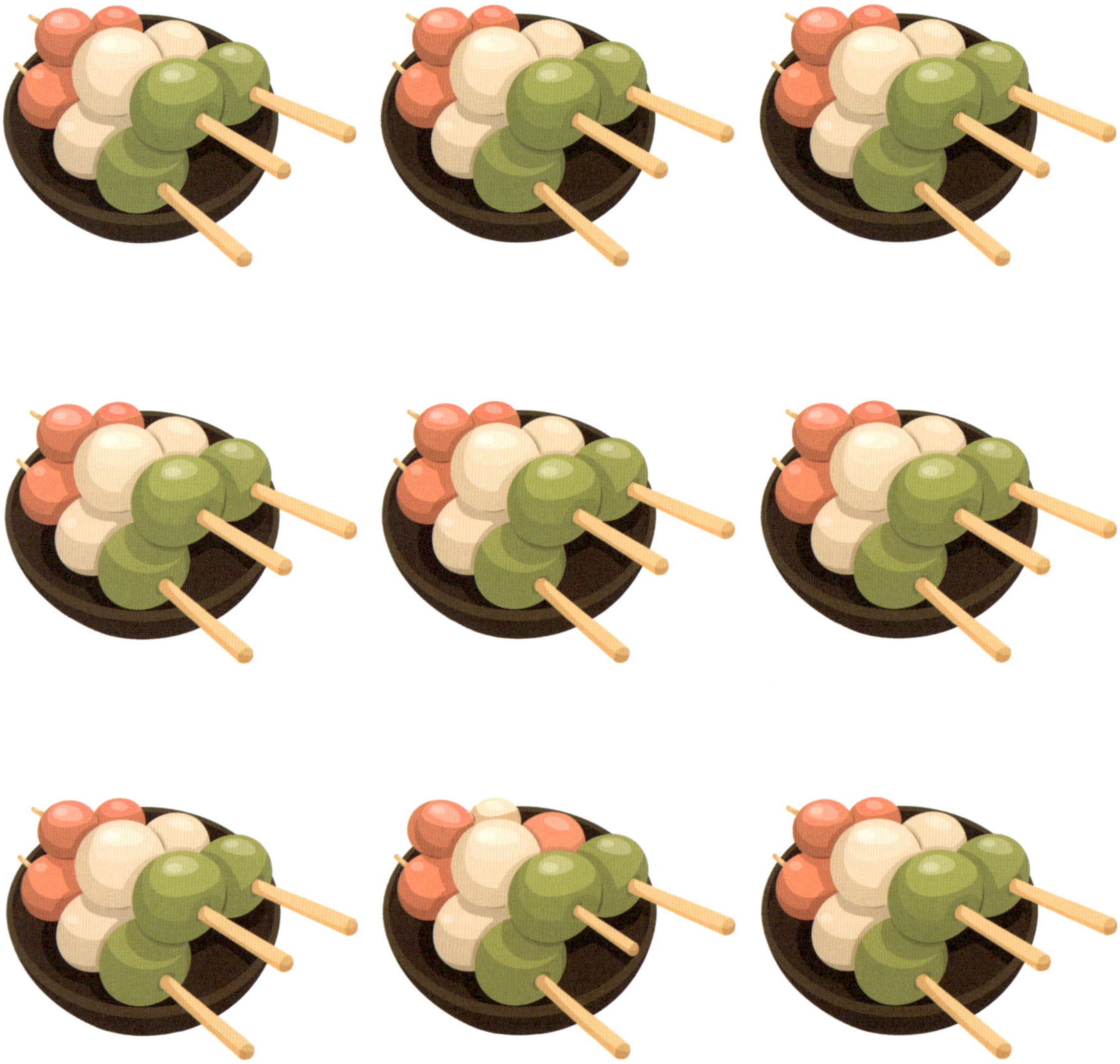

가장 좋아하는 떡의 종류를 말해 봐요.

관찰 퀴즈

7 자세히 관찰하고 기억해 봐요

기억력

아래 그림을 잘 관찰해 주세요. 뒷장에 퀴즈가 있습니다.

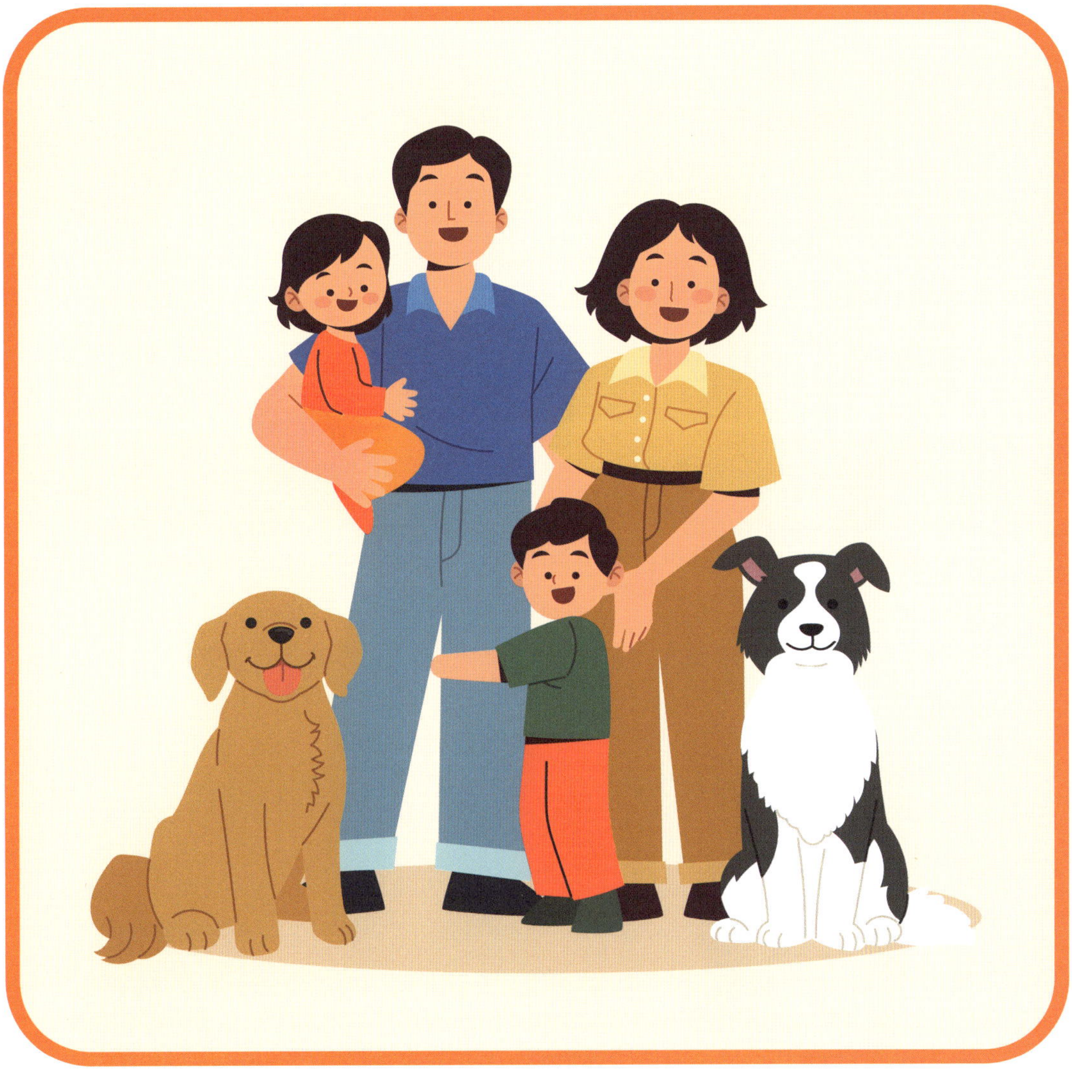

30초가 지났어요. 천천히 페이지를 넘겨 보세요.

퀴즈 앞서 관찰한 그림에 있었던 강아지는 어느 것일까요?

1

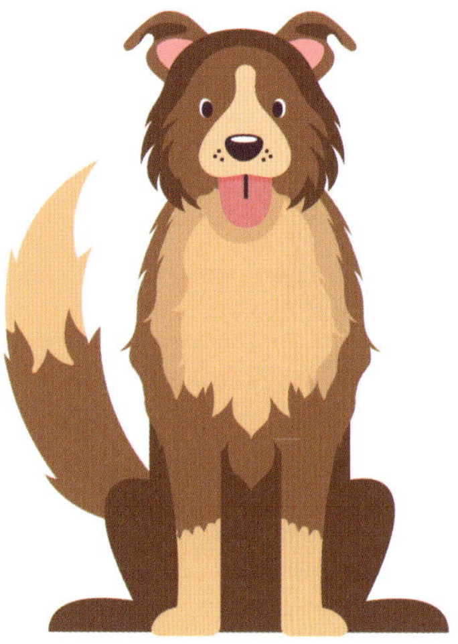

2

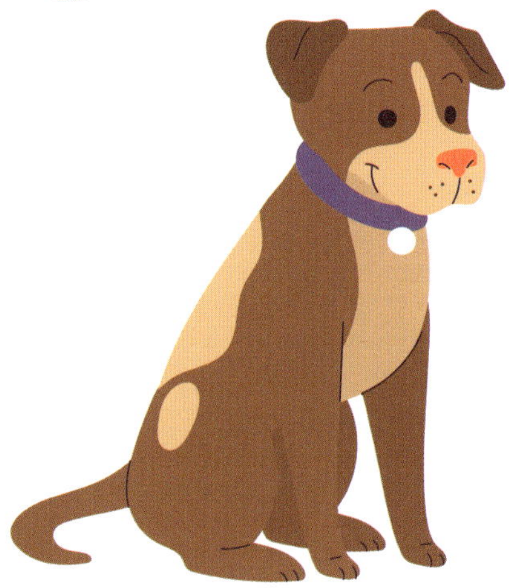

3

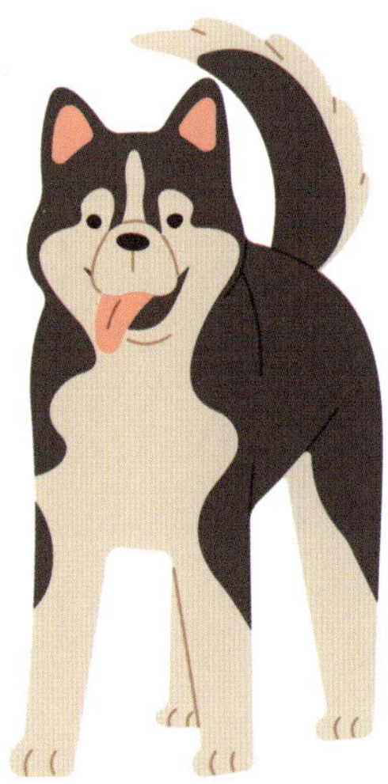

4

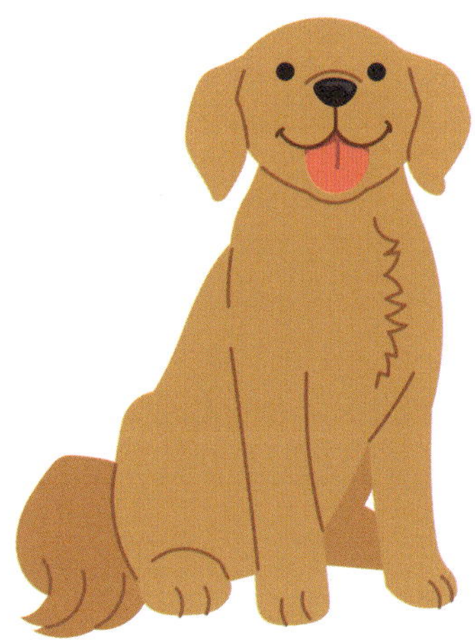

월 일 요일

8 첫 글자를 보고 낱말을 맞혀 봐요

낱말 추리

언어력

'미'로 시작하는 낱말 3개를 적어 보세요.

'소'로 시작하는 낱말 3개를 적어 보세요.

월 일 요일

9 같은 그림을 찾아봐요

같은 그림 찾기

집중력

물건을 배달하는 택배차가 많이 있어요. 같은 차 두 대를 찾아 ○해 보세요.

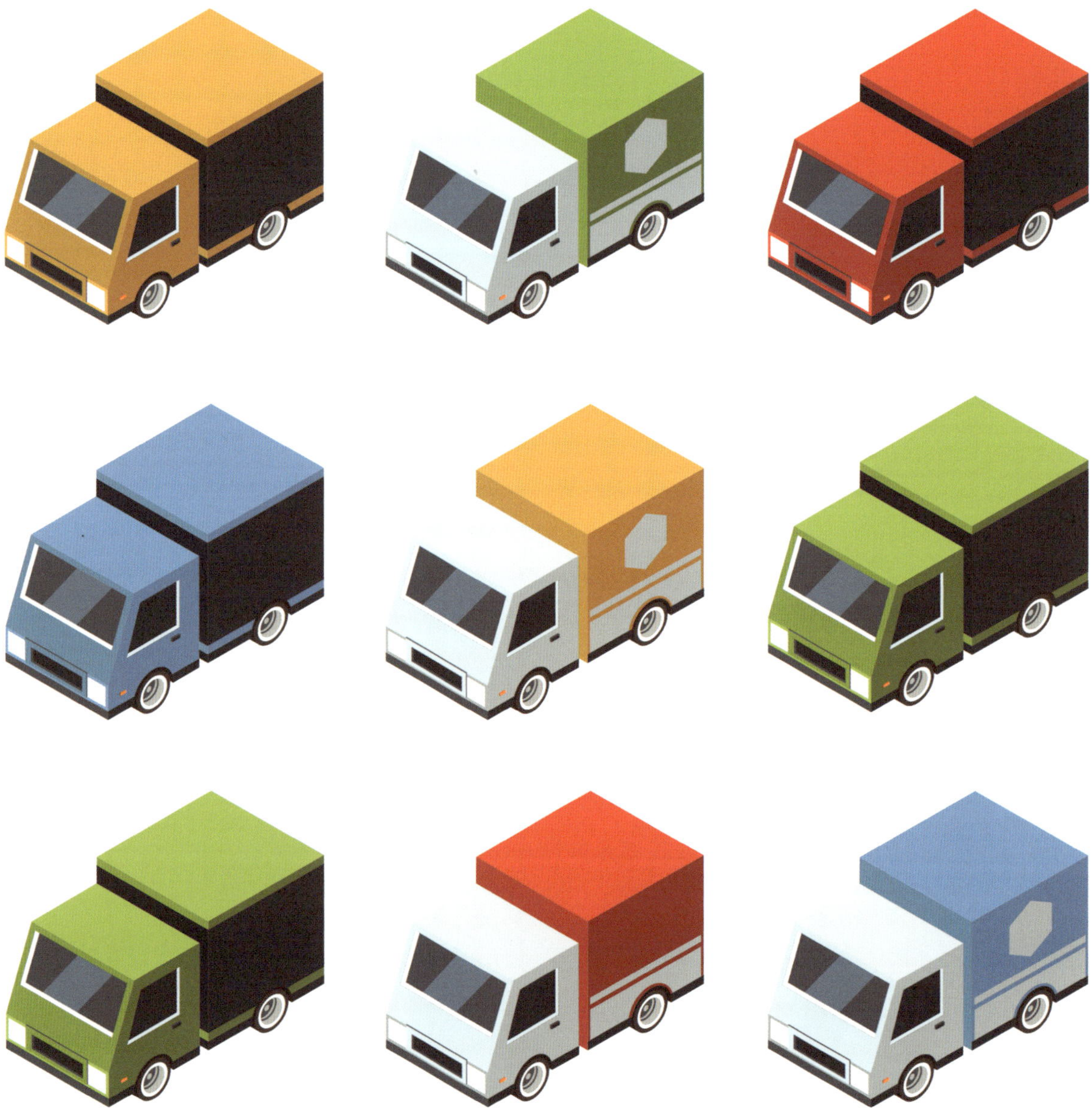

낱말 찾기

10 숨은 낱말을 찾아봐요

언어력

예쁜 꽃 속에 세 글자 낱말 한 개가 숨어 있어요. 음식 이름 낱말 한 개를 찾아 써 보세요.

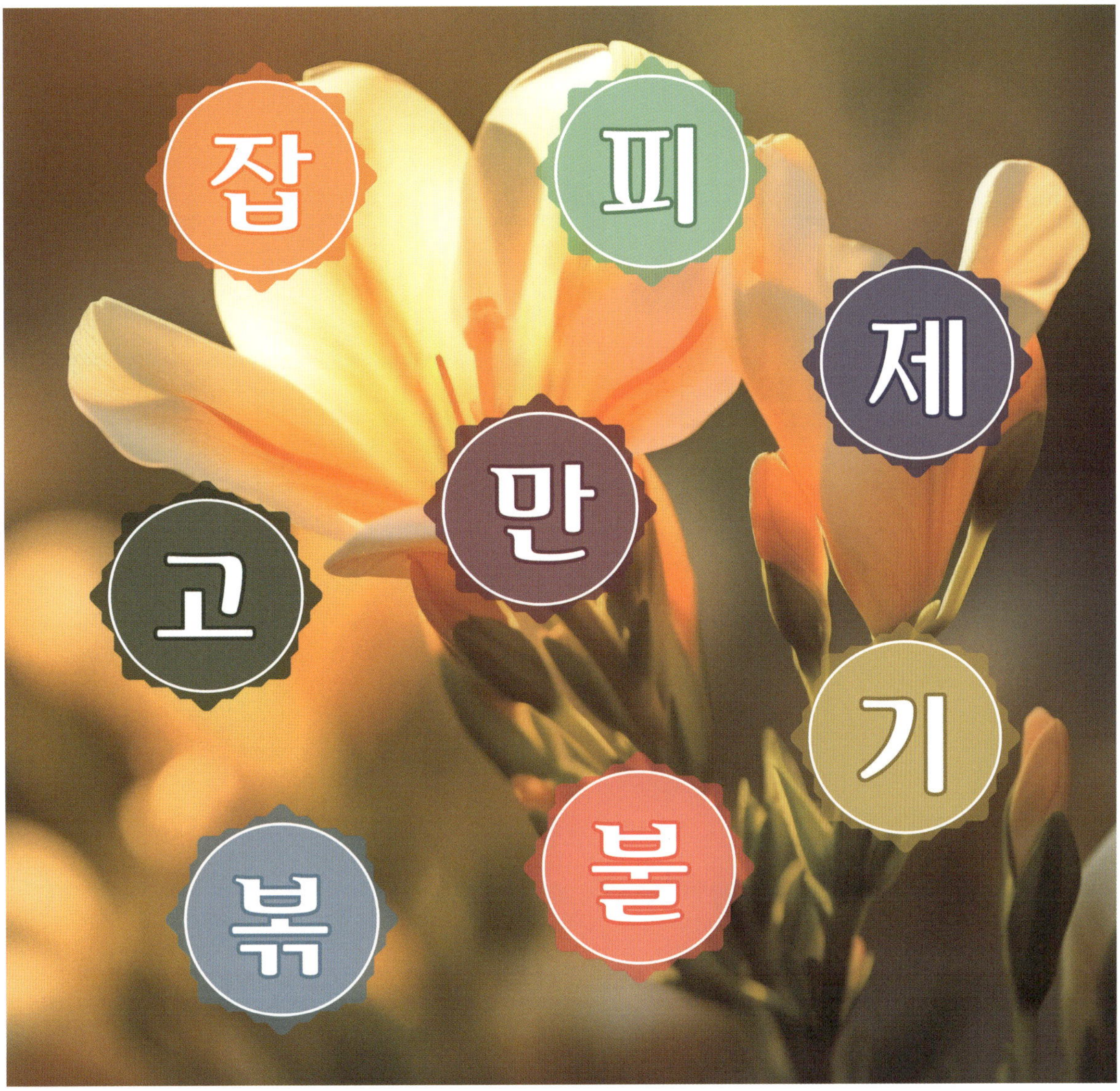

음식 이름: ____________________

11 서로 다른 곳을 찾아봐요

서로 다른 곳 찾기

봄맞이로 화분을 정리하고 있어요. 서로 다른 두 곳을 찾아 ○해 보세요.

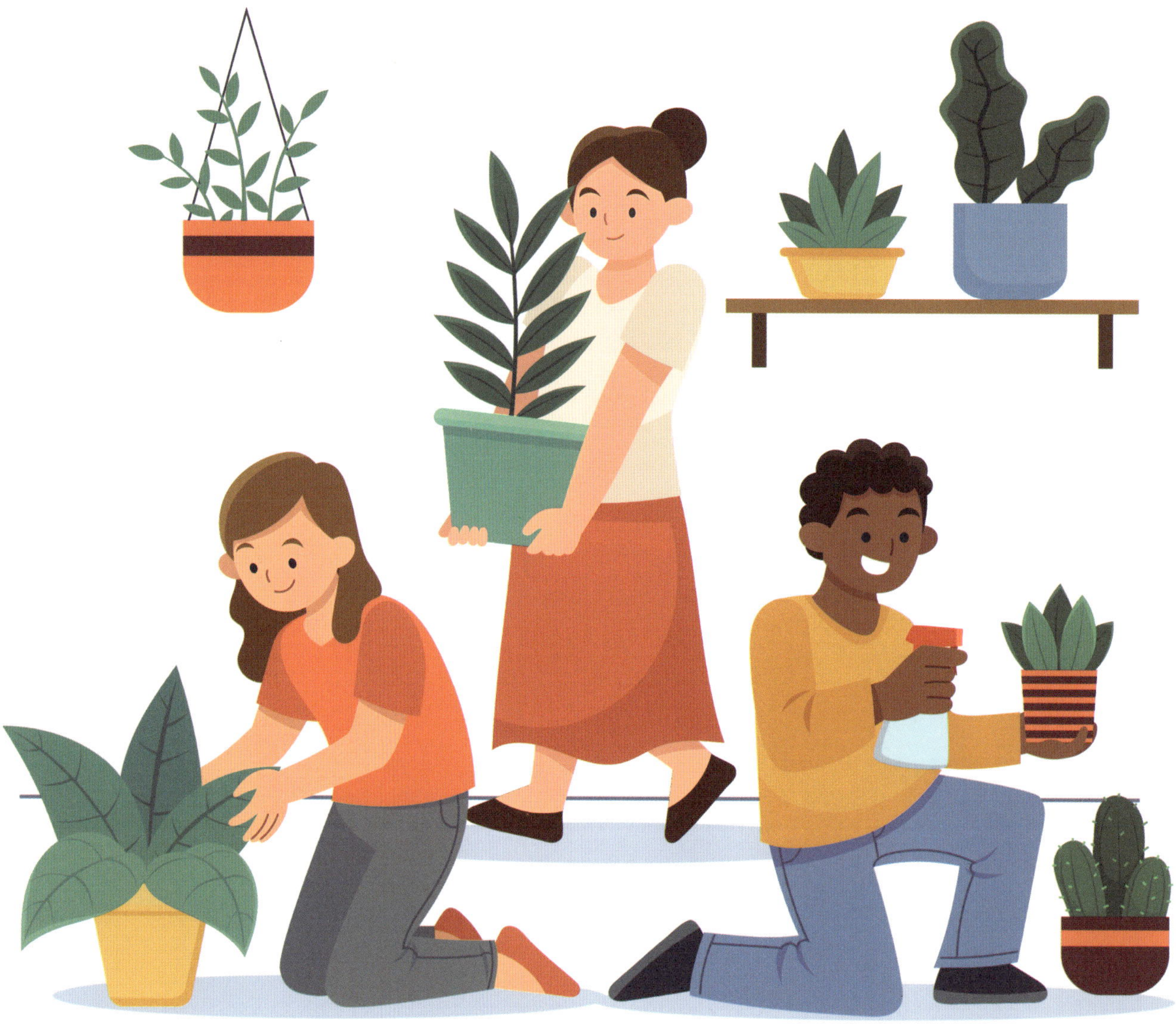

양쪽 그림에 있는 노란색 화분은 모두 몇 개인가요?

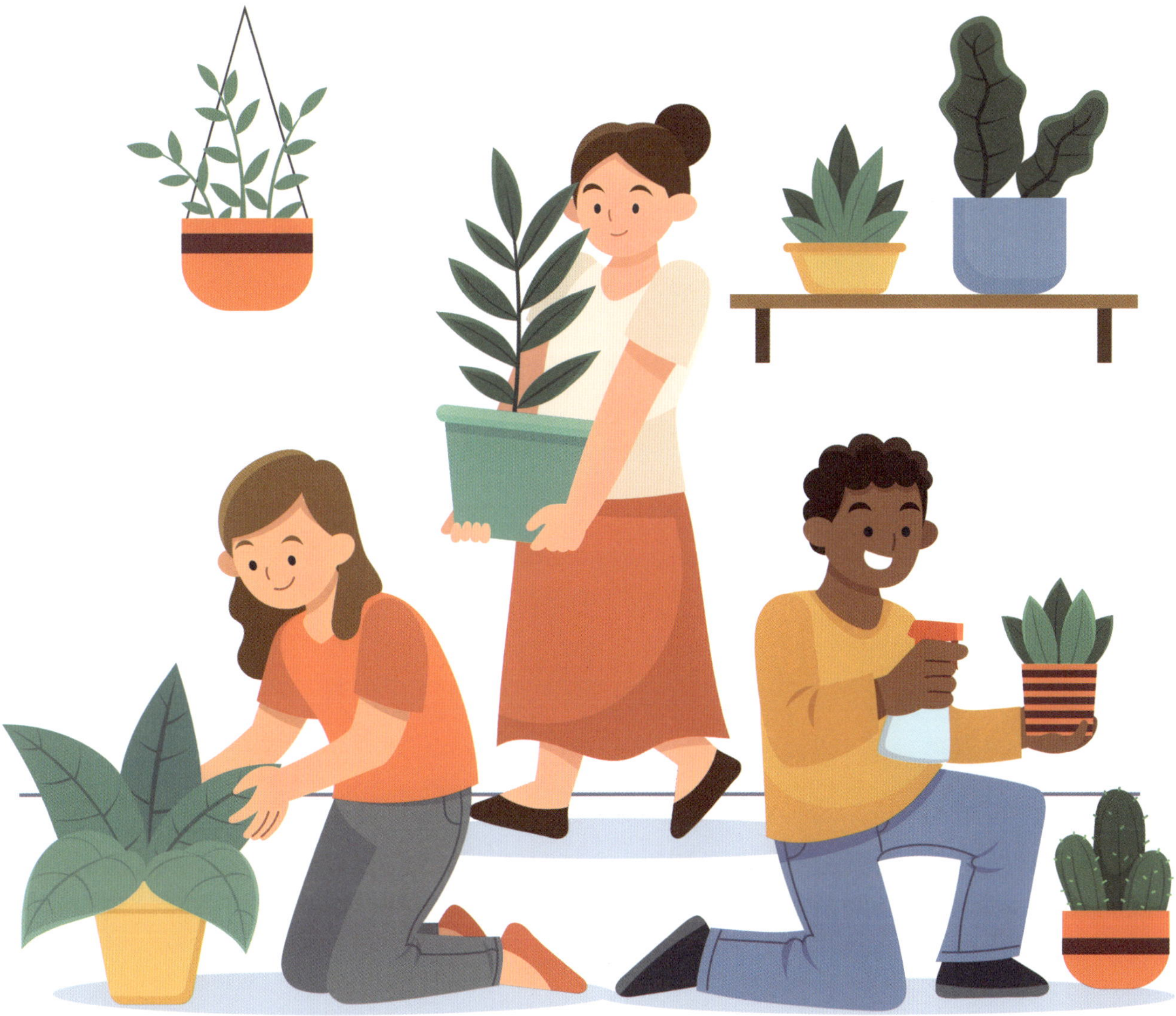

12 순서대로 계산해 봐요

월 일 요일

계산력

길을 따라 순서대로 계산하여 빈칸을 채워 보세요.

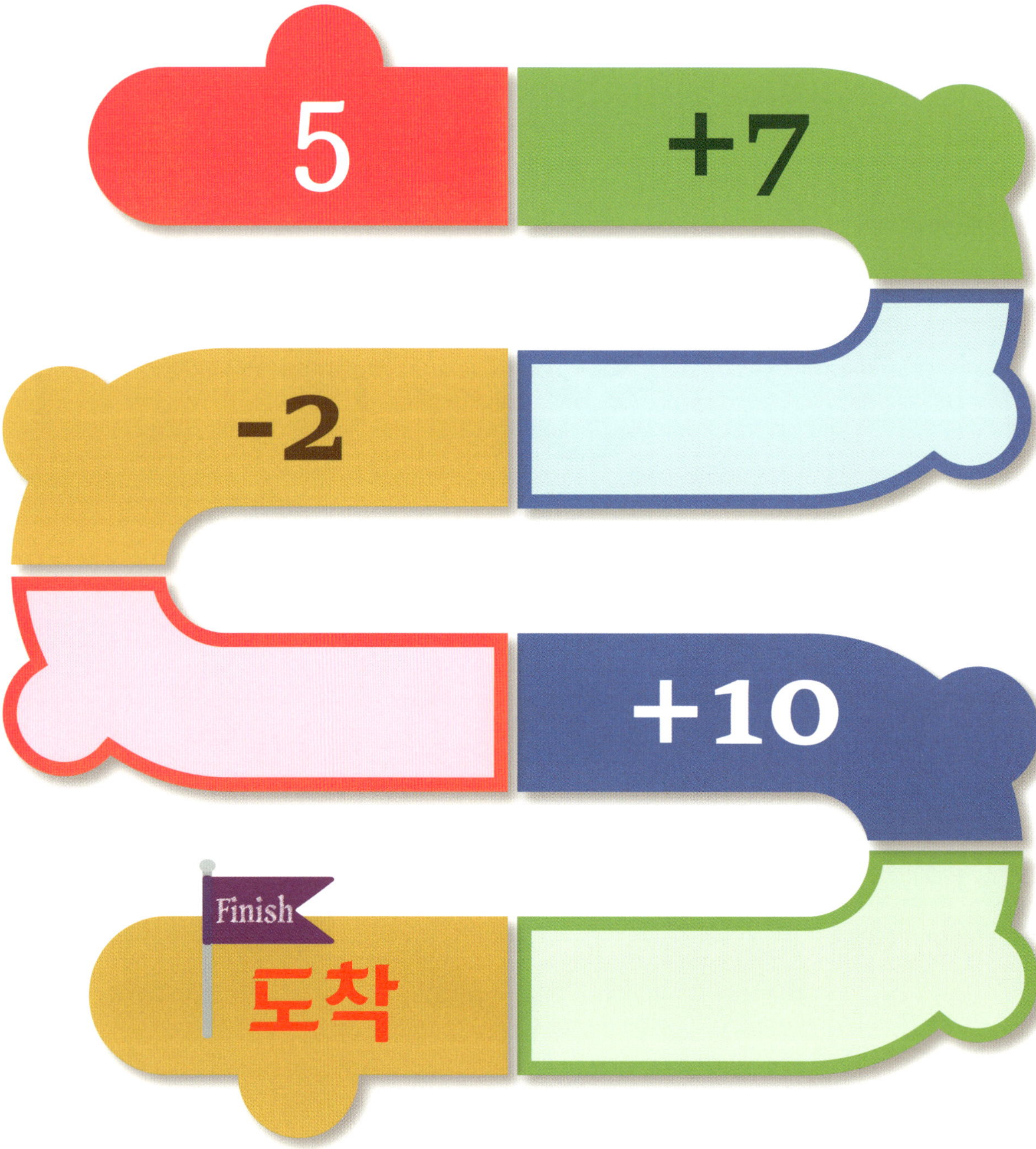

월 일 요일

순서 맞히기

13 순서대로 기억해 봐요

기억력

아래 그림과 순서를 잘 관찰하여 기억해 주세요. 뒷장에 퀴즈가 있습니다.

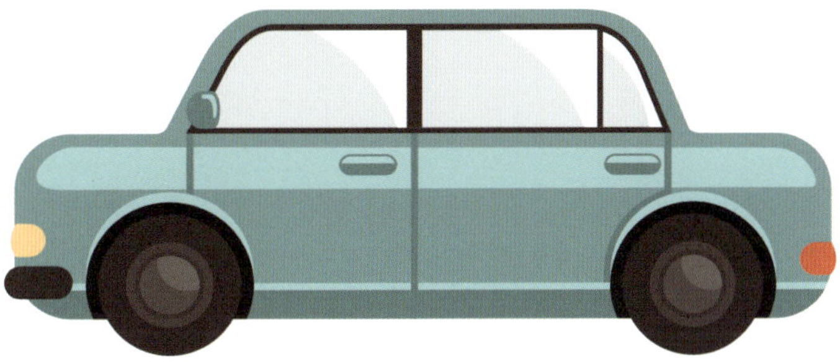

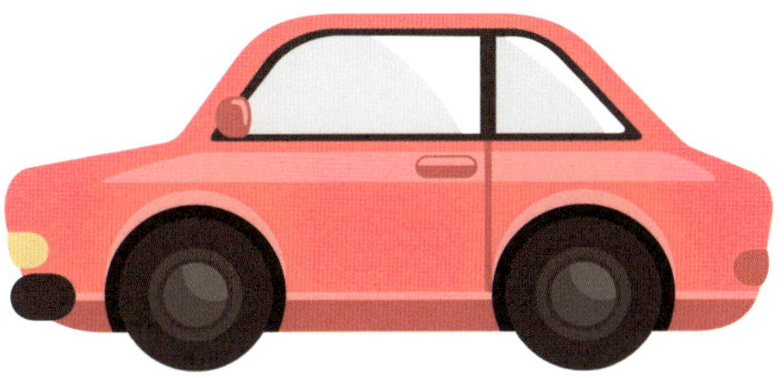

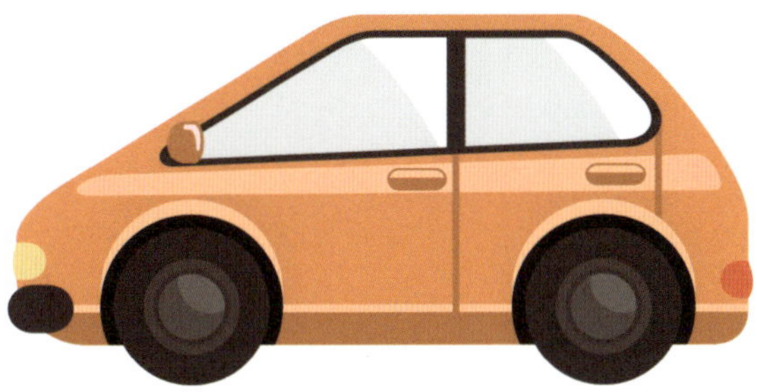

30초가 지났어요. 천천히 페이지를 넘겨 보세요.

13 관찰한 것을 기억해 봐요

퀴즈 앞서 관찰한 그림을 순서대로 잘 배열한 것은 어느 것일까요?

1

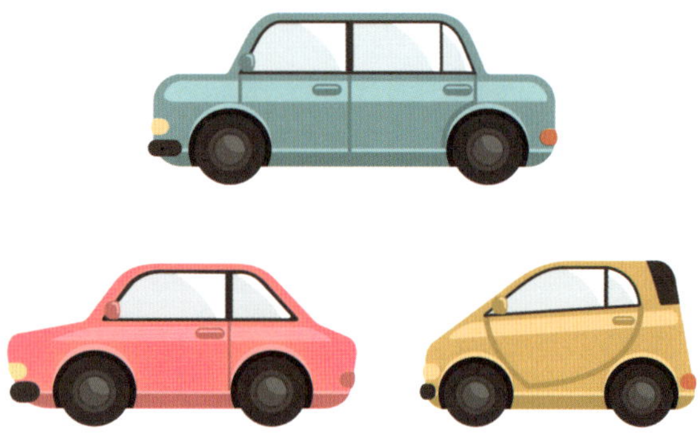

2

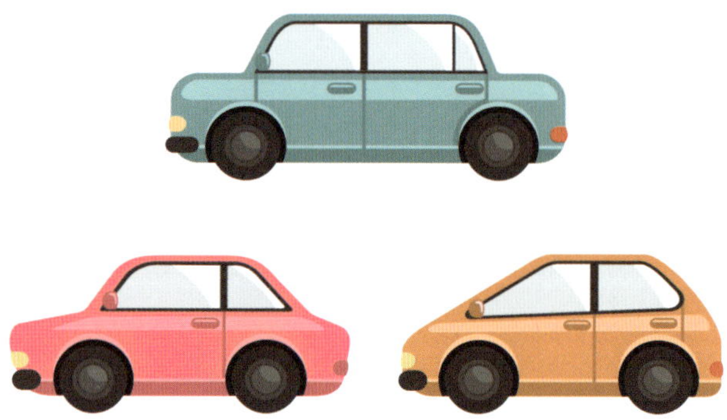

3

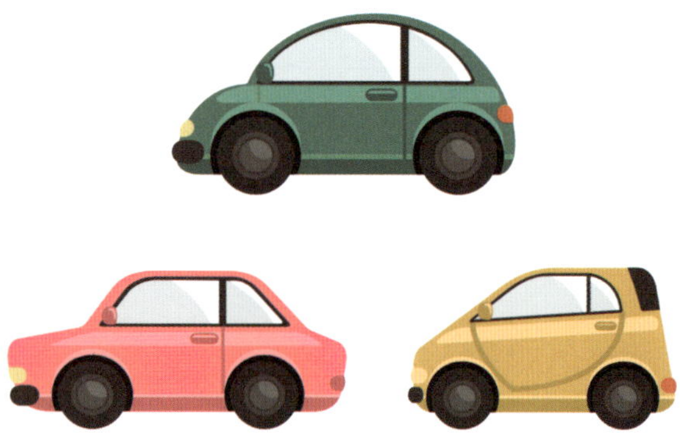

4

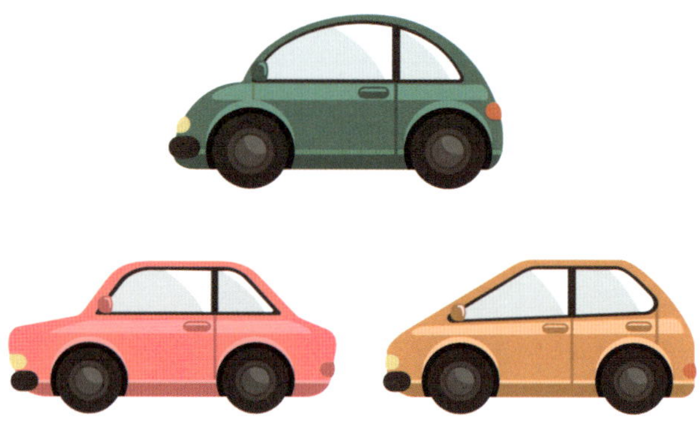

월 일 요일

초성 게임

14 초성을 보고 낱말을 맞혀 봐요

언어력

두 가지 꽃 이름의 초성이 있어요. 아래 글자를 보고 꽃 이름을 맞게 써 보세요.

벚 ㄲ

벚 ㄲ

ㅅ 선 ㅎ

ㅅ 선 ㅎ

15 숨은 그림을 찾아봐요

다양한 모습의 개구리들이 많이 있어요. 아래 그림과 같은 개구리들을 오른쪽 페이지에서 찾아 ○해 보세요.

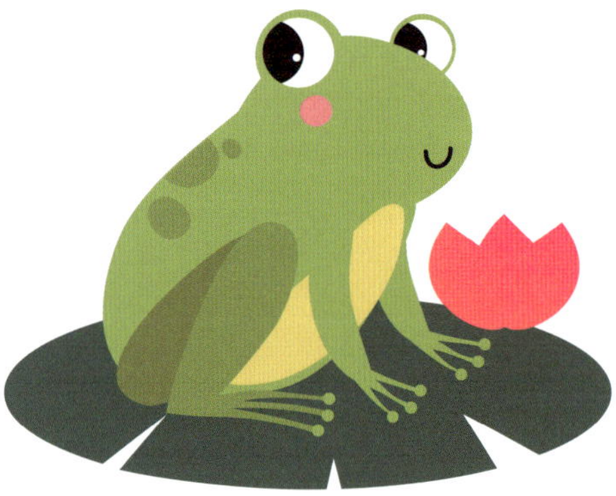

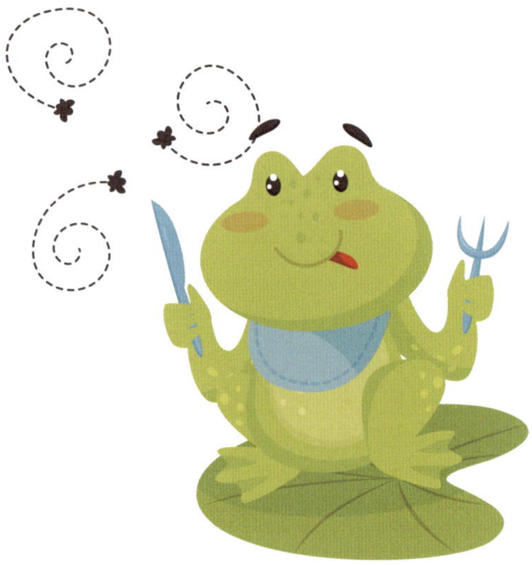

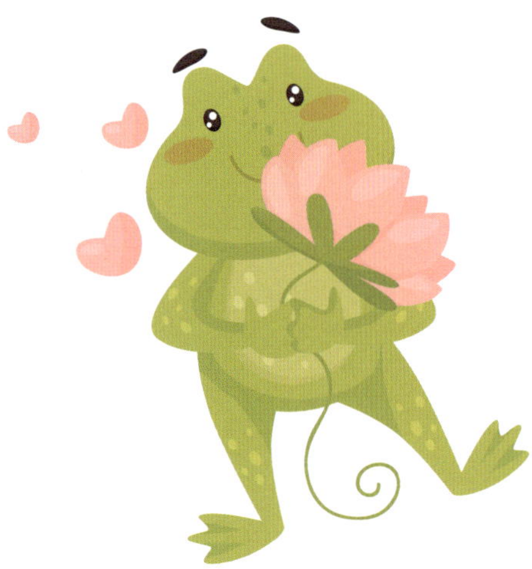

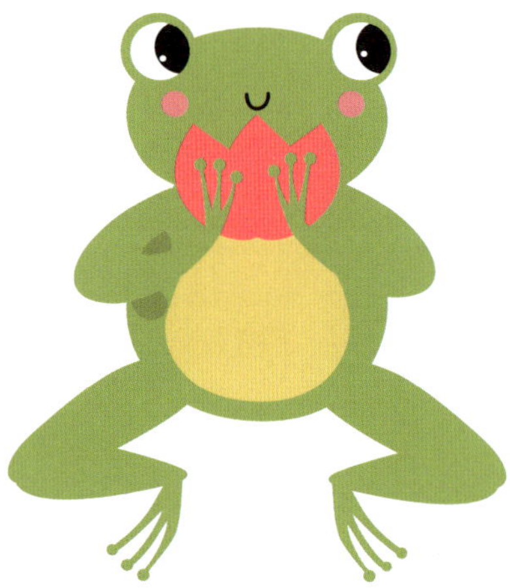

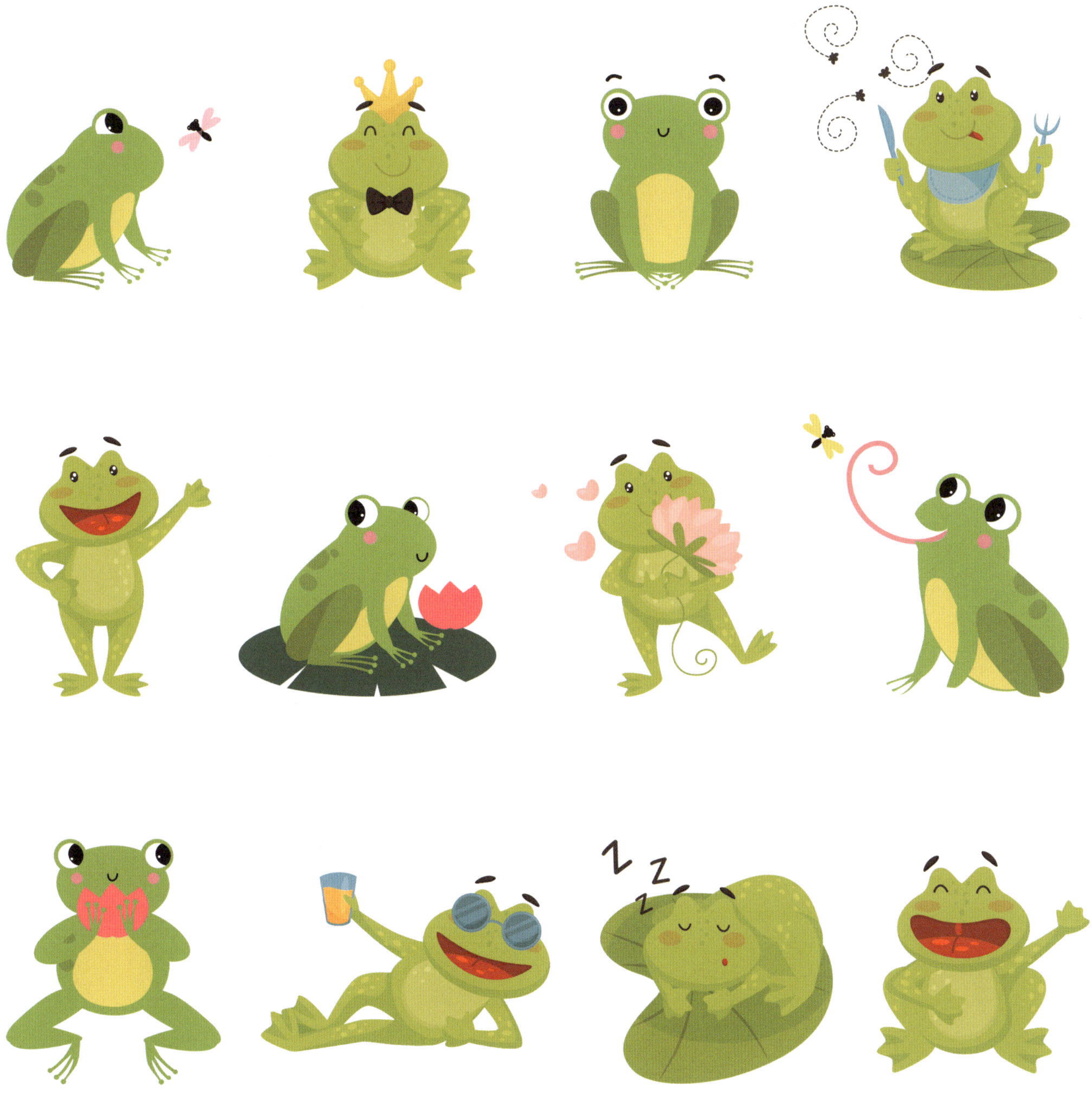

알수록 재미있는 건강 지혜

행복한 생각으로 치유된 치매

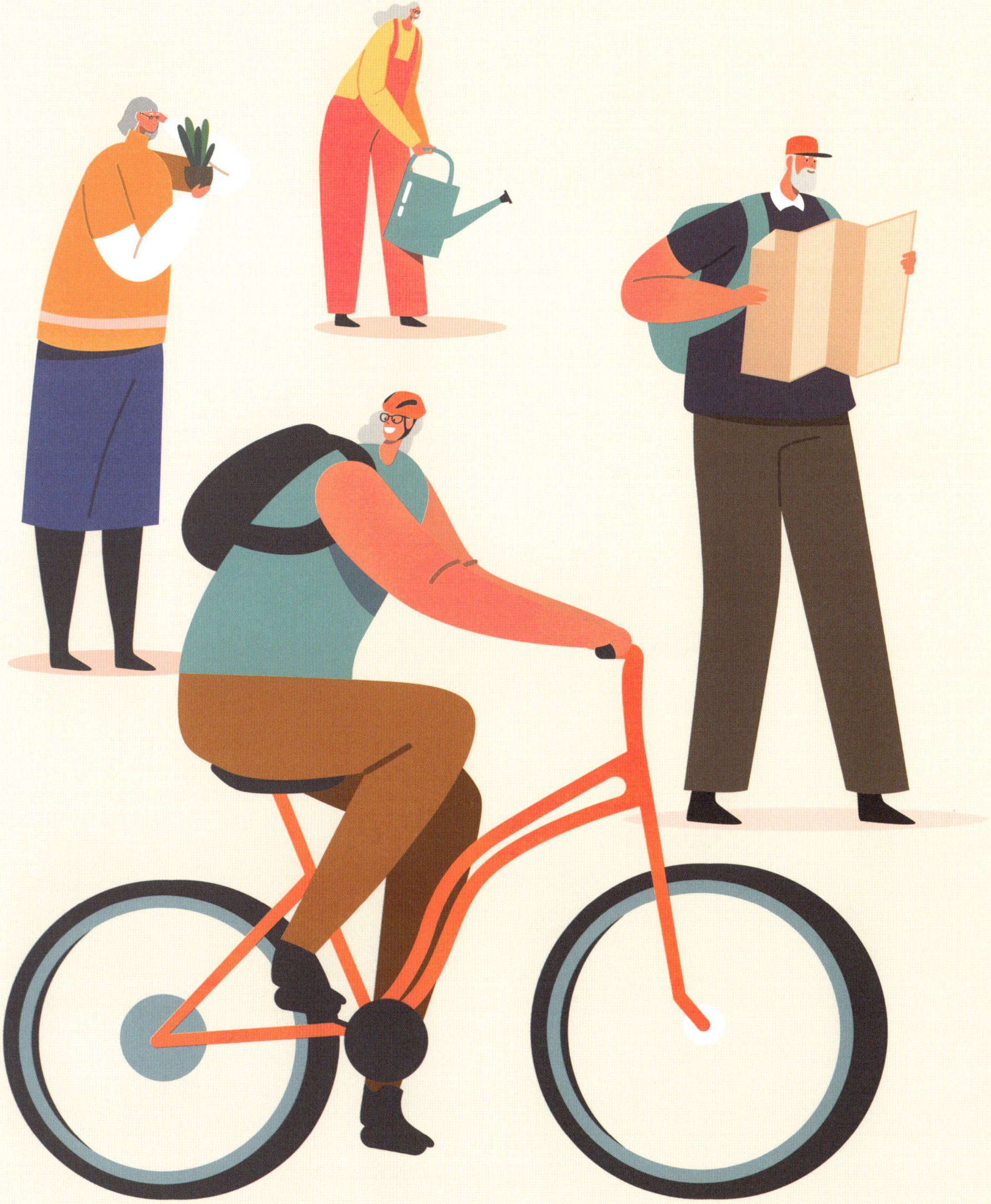

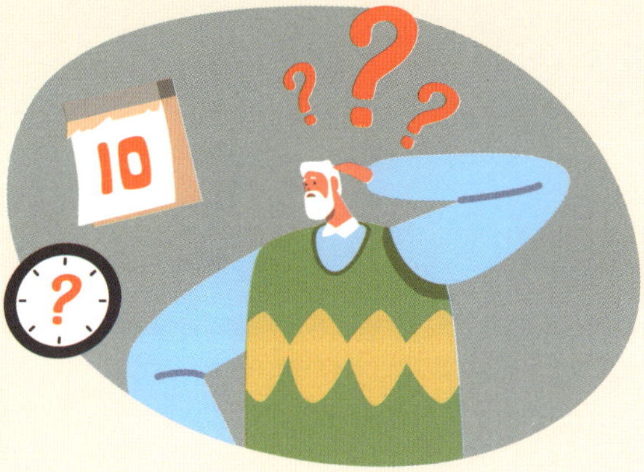

갑자기 치매가 발병한 58세 남성 환자가 있었습니다. 그는 외출하고 집을 찾지 못하거나 1분 전에 자신이 한 말도 기억하지 못하는 등 병세가 급속도로 악화되어 갔습니다. 절망감, 불안감으로 가족들과 자주 다투게 되고, 병세는 더욱 나빠졌습니다.

담당 의사였던 〈뇌내혁명〉의 저자 시게오 박사는 그 환자가 좋아하는 것부터 점검하였습니다. 환자가 과거에 낚시광이었다는 사실을 알아낸 박사는 낚시 관련 영상을 준비해 환자에게 보여주었습니다.

영상을 보자 어두웠던 환자의 얼굴은 금세 환해졌습니다.

박사는 환자가 기억력을 되살리고, 두뇌 활동이 원활하도록 대화를 하였습니다.

"젊을 때 낚시하면서 겪은 재밌는 이야기를 들려주세요."

환자는 과거의 기억을 떠올리며 얼마나 큰 물고기를 잡았고, 그때 얼마나 신났는지를 말하면서 차츰 기억력도 되살아났습니다.

박사는 환자에게 앞으로 틈이 날 때마다 눈을 감고, 낚시를 하면서 즐거웠던 기억을 세세히 떠올려 보라고 말했습니다. 박사는 이것이 최상의 약이라고 덧붙였습니다.

환자는 박사의 말대로 실천하였고, 기억력을 회복해 산책 후 집을 찾아올 수 있게 되었습니다. 자주 화를 내고 가족들과 다투는 일도 없어졌으며, 콜레스테롤 수치도 정상이 되었습니다.

몇 주 후 뇌파 검사에서도 알파파가 많이 증가한 것으로 나타났습니다.

행복한 생각이 세포 간의 연결 생성을 촉진하여 다시 건강한 뇌로 만들어 준다는 사실은, 난치병인 치매를 극복하는 데 있어 희망적 소식이라 할 수 있습니다.

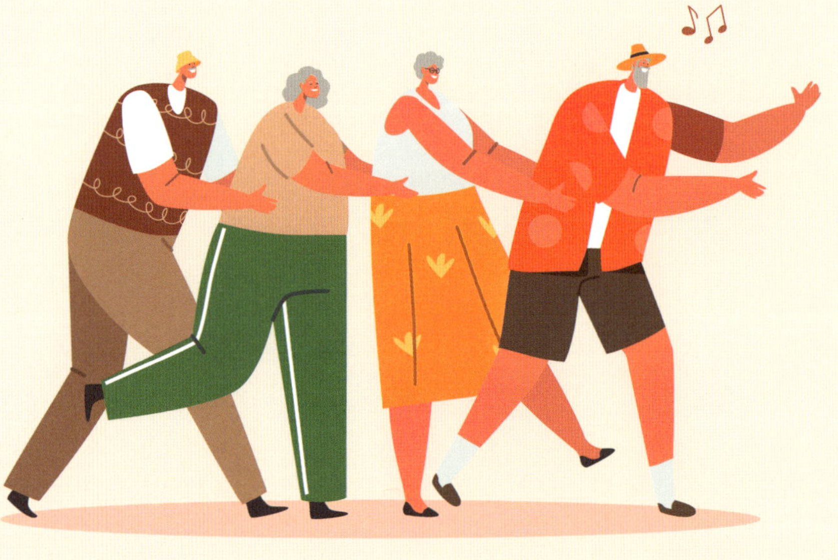

3주

교재와 함께 즐기는
〈탑클래스 두뇌발전소〉 유튜브 두뇌 건강 게임

기억력과 주의집중력을 높이는
기억력 게임

언어력과 기억력을 강화하는
초성 게임

지남력 퀴즈

1 사람이 누구인지 맞혀 봐요

사람인지력

우리나라는 국민들이 대통령을 직접 뽑는 선거를 해요.

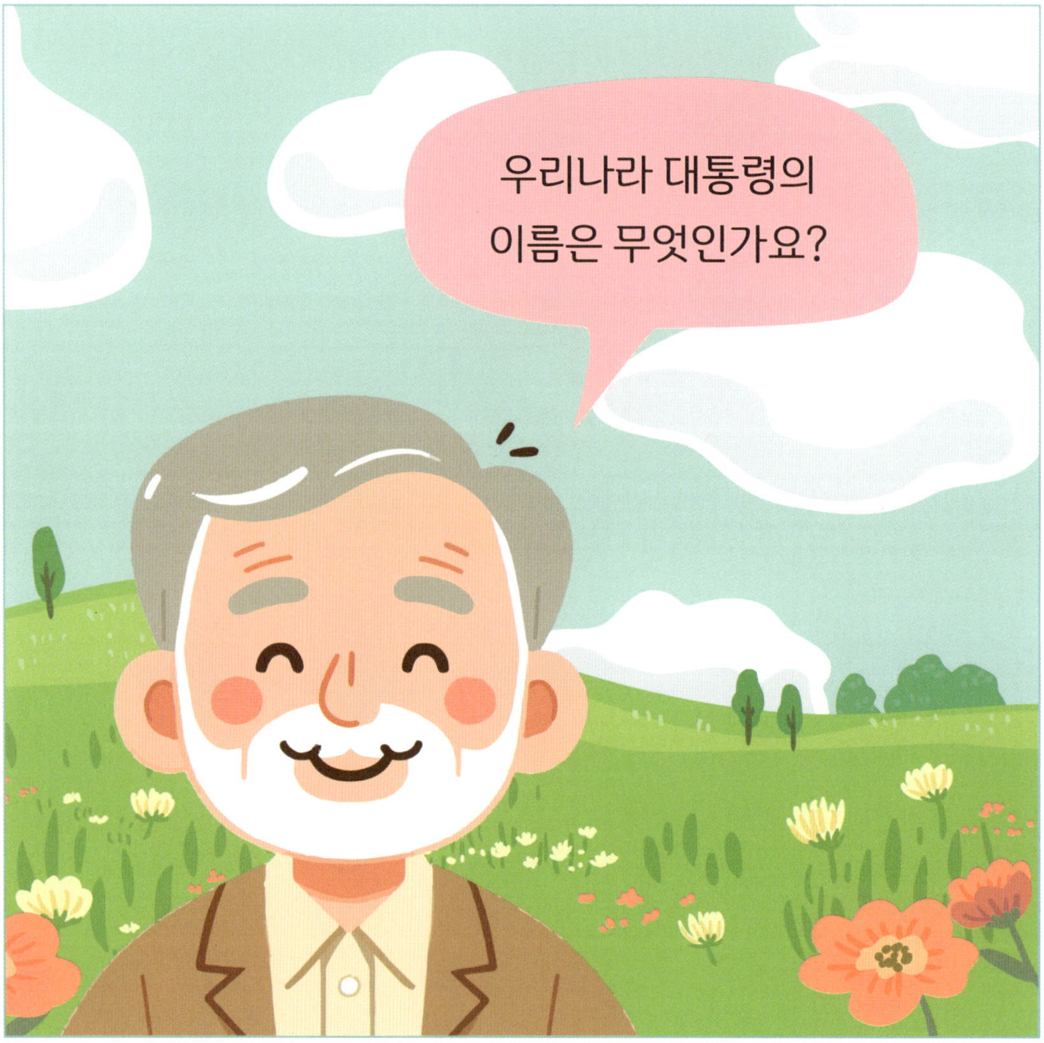

대통령 이름: ______________________

월 일 요일

순서 맞히기

2 순서대로 기억해 봐요

기억력

아래 그림과 순서를 잘 관찰하여 기억해 주세요. 뒷장에 퀴즈가 있습니다.

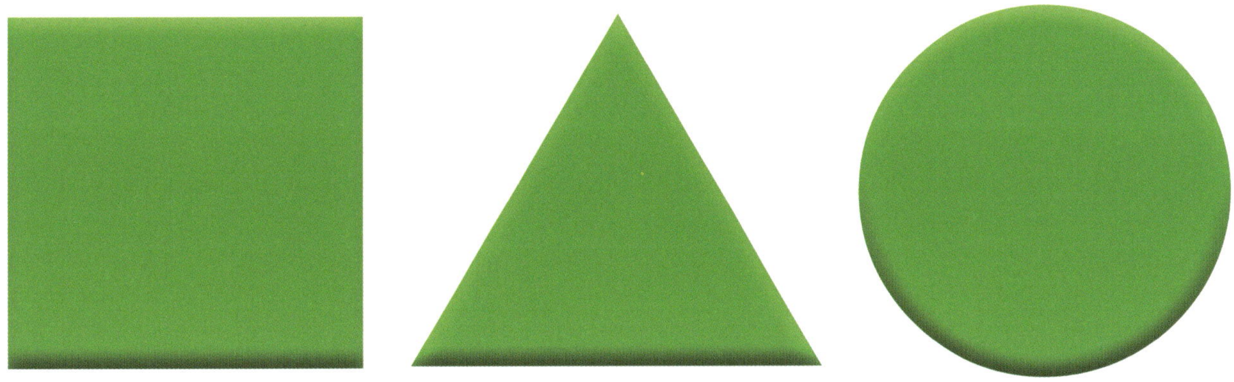

20초가 지났어요. 천천히 페이지를 넘겨 보세요.

2 관찰한 것을 기억해 봐요

퀴즈 **앞서 관찰한 그림을 순서대로 잘 배열한 것은 어느 것일까요?**

① 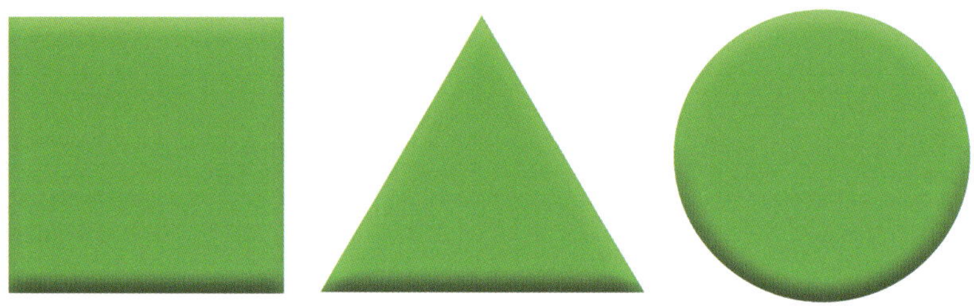

② 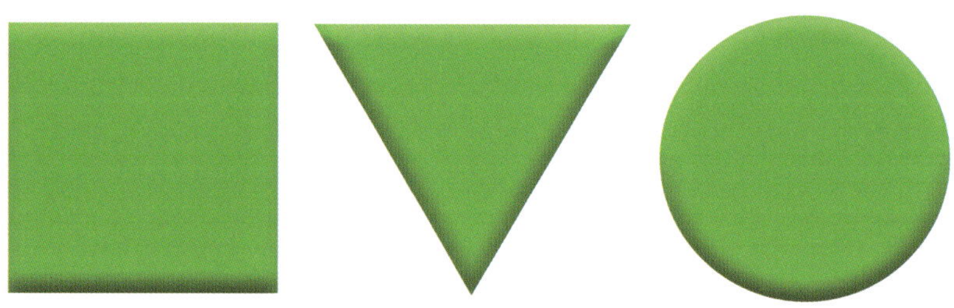

③ 

④ 

월 일 요일

3 숨은 낱말을 찾아봐요

낱말 찾기

언어력

알록달록 예쁜 풍경 속에 낱말 한 개가 숨어 있어요. 봄과 관련된 낱말 한 개를 찾아 써 보세요.

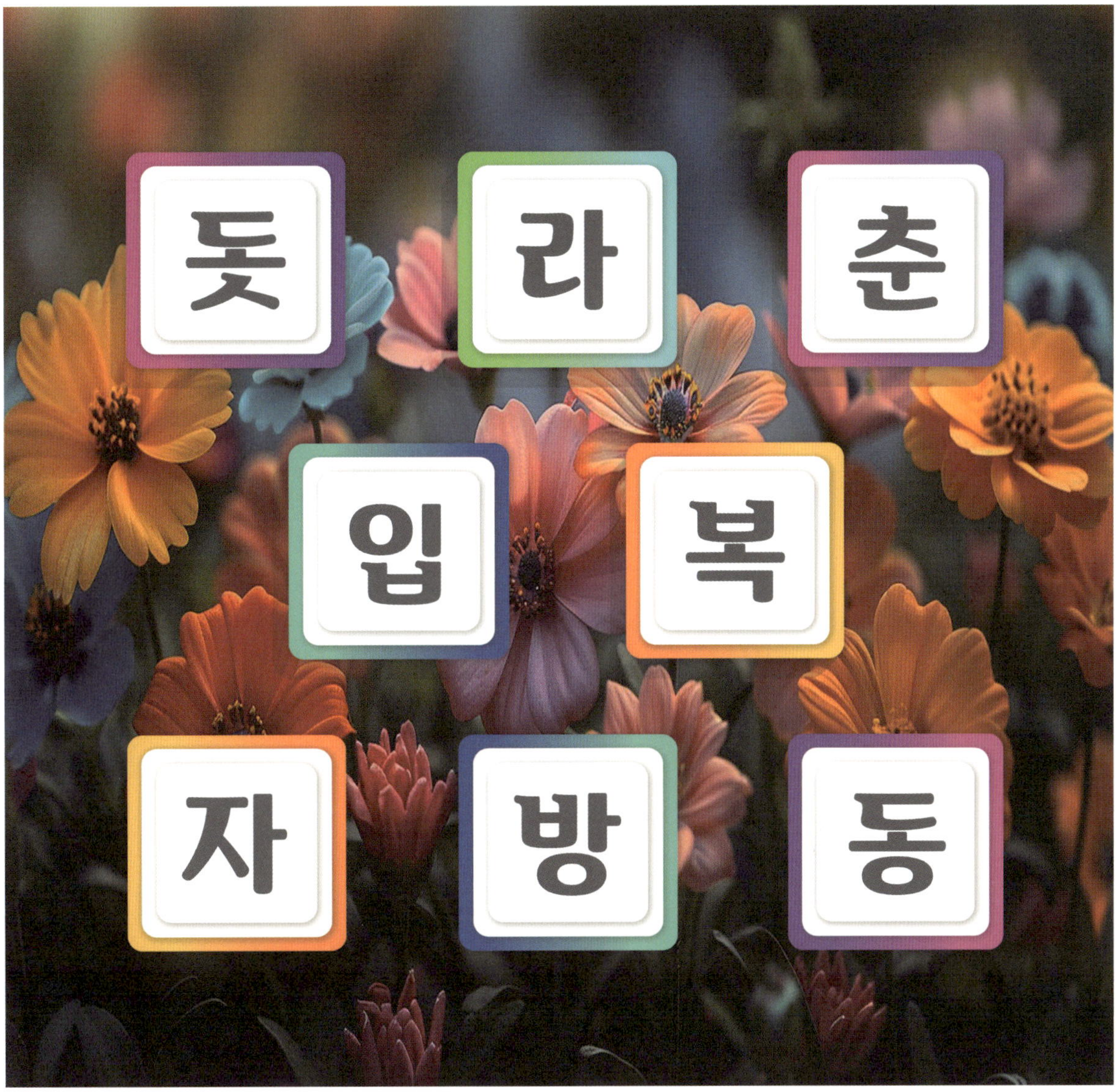

봄과 관련된 낱말: ______________________

4 숨은 그림을 찾아봐요

숨은 그림 찾기

새콤달콤 맛있는 막대사탕이 많이 있어요. 아래 사탕과 같은 것을 오른쪽 페이지에서 찾아 ○해 보세요.

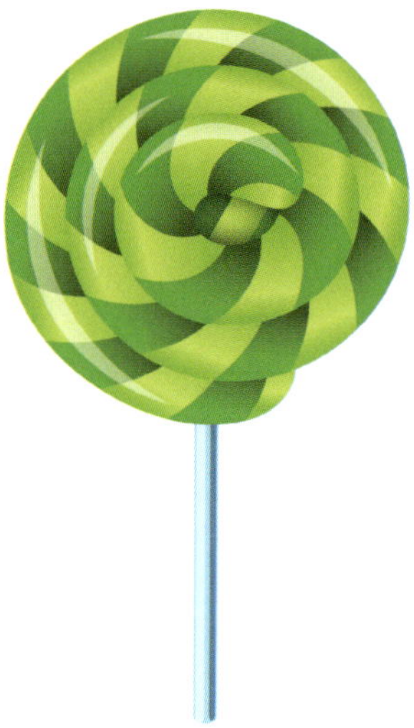

아래와 같은 모양의 사탕을 오른쪽 페이지에서 찾아 색이 없는 부분을 똑같이 칠해 봐요.

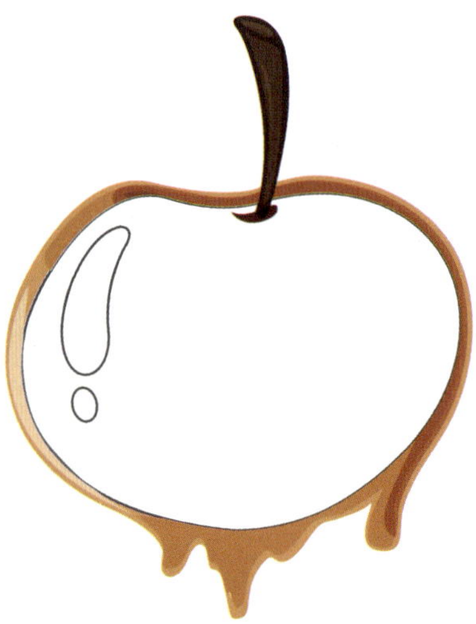

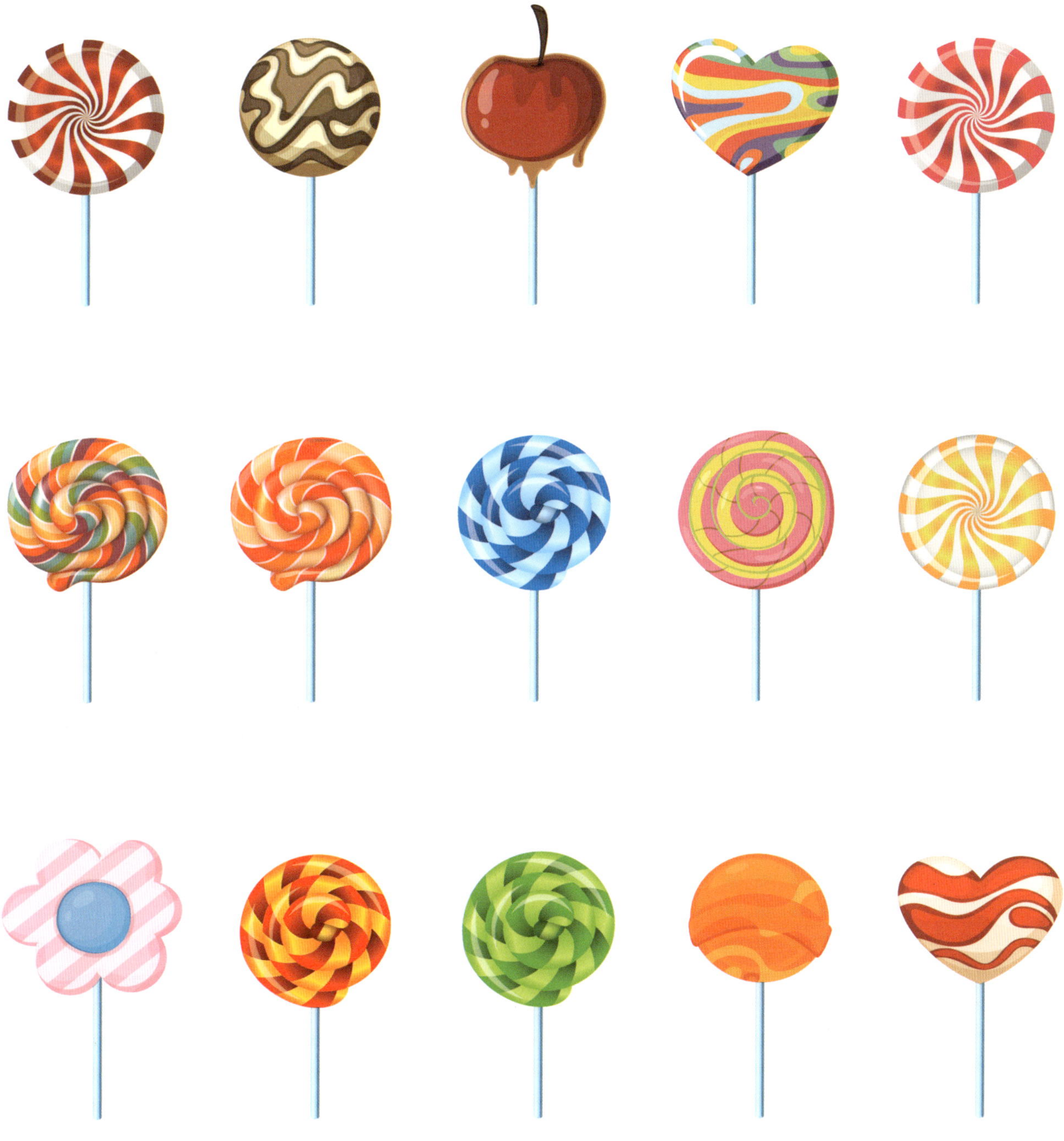

월 일 요일

숫자 빨리 짚기

5 수를 순서대로 짚어 봐요

순발력

1~12의 수가 있습니다. 큰 수부터 순서대로 빠른 시간 내에 짚어 보세요.

10	05	02
04	11	08
12	01	06
07	09	03

월 일 요일

6 다른 그림을 찾아봐요

다른 그림 찾기

집중력

물건이 담겨 있는 책가방이 많이 있어요. 다른 가방 두 개를 찾아보세요.

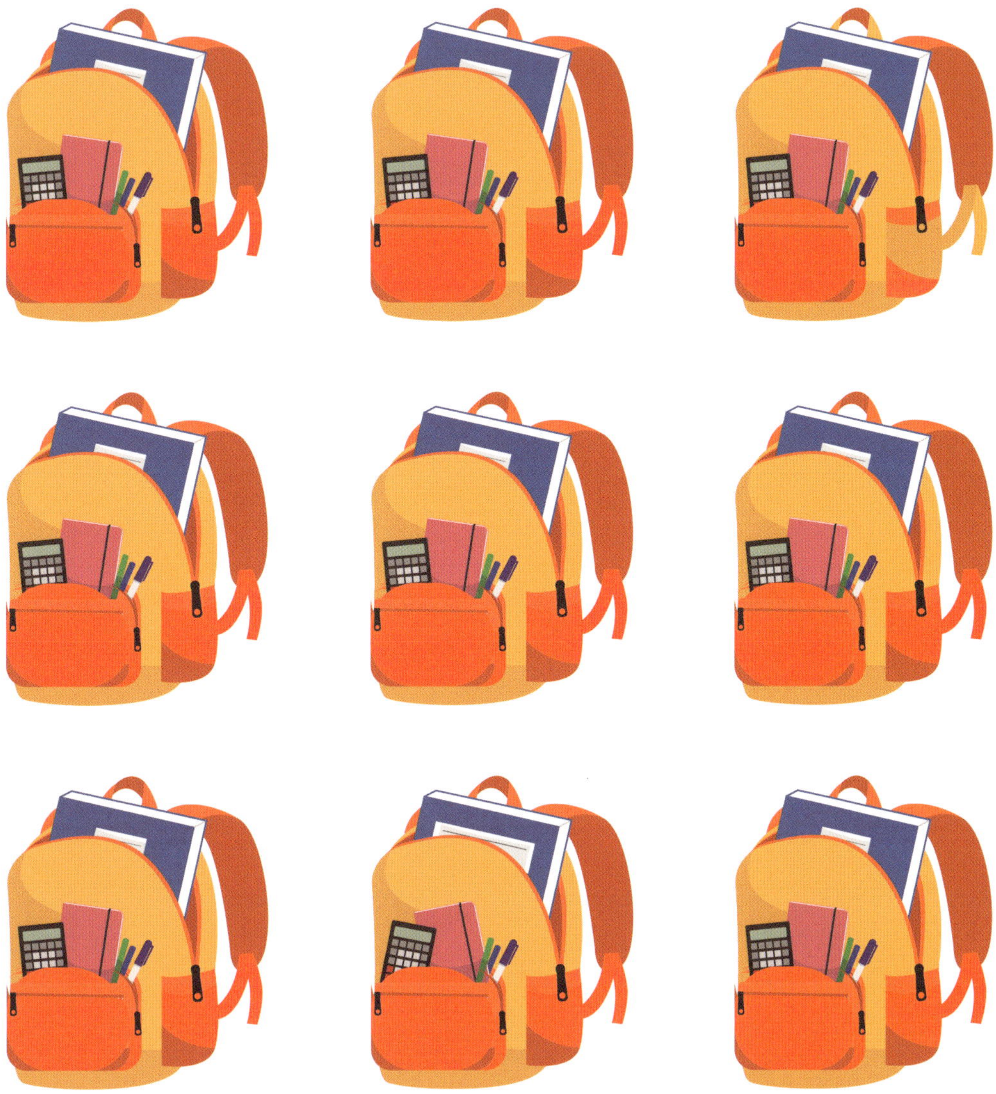

내가 자주 사용하는 가방에는 어떤 물건들이 있는지 말해 봐요.

월 일 요일

7 초성을 보고 낱말을 맞혀 봐요

초성 게임

언어력

두 가지 새 이름의 초성이 있어요. 아래 글자를 보고 새 이름을 맞게 써 보세요.

ㄷ ㄹ 미

ㄷ ㄹ 미

ㄱ 러 ㄱ

ㄱ 러 ㄱ

미로 찾기

8 길을 찾아 미로를 탈출해 봐요

공간지각력

가족들과 봄소풍을 가는 중에 미로를 만났어요. 출발에서 도착까지 길을 찾아 탈출해 보세요.

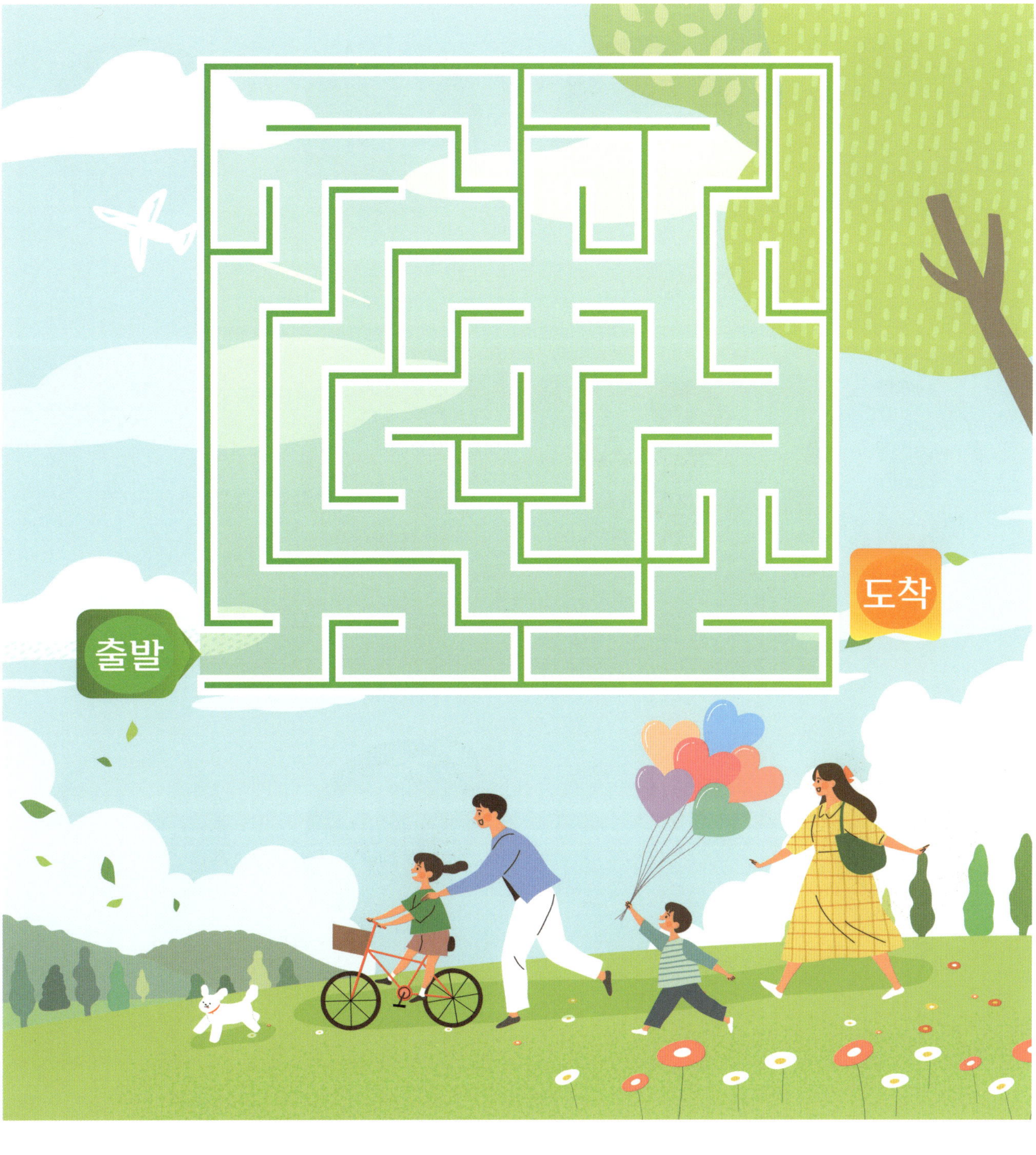

월 일 요일

9 같은 그림을 찾아봐요

같은 그림 찾기

집중력

다양한 운동을 즐길 수 있는 여러 공이 있어요. 같은 공 두 개를 찾아 ○해 보세요.

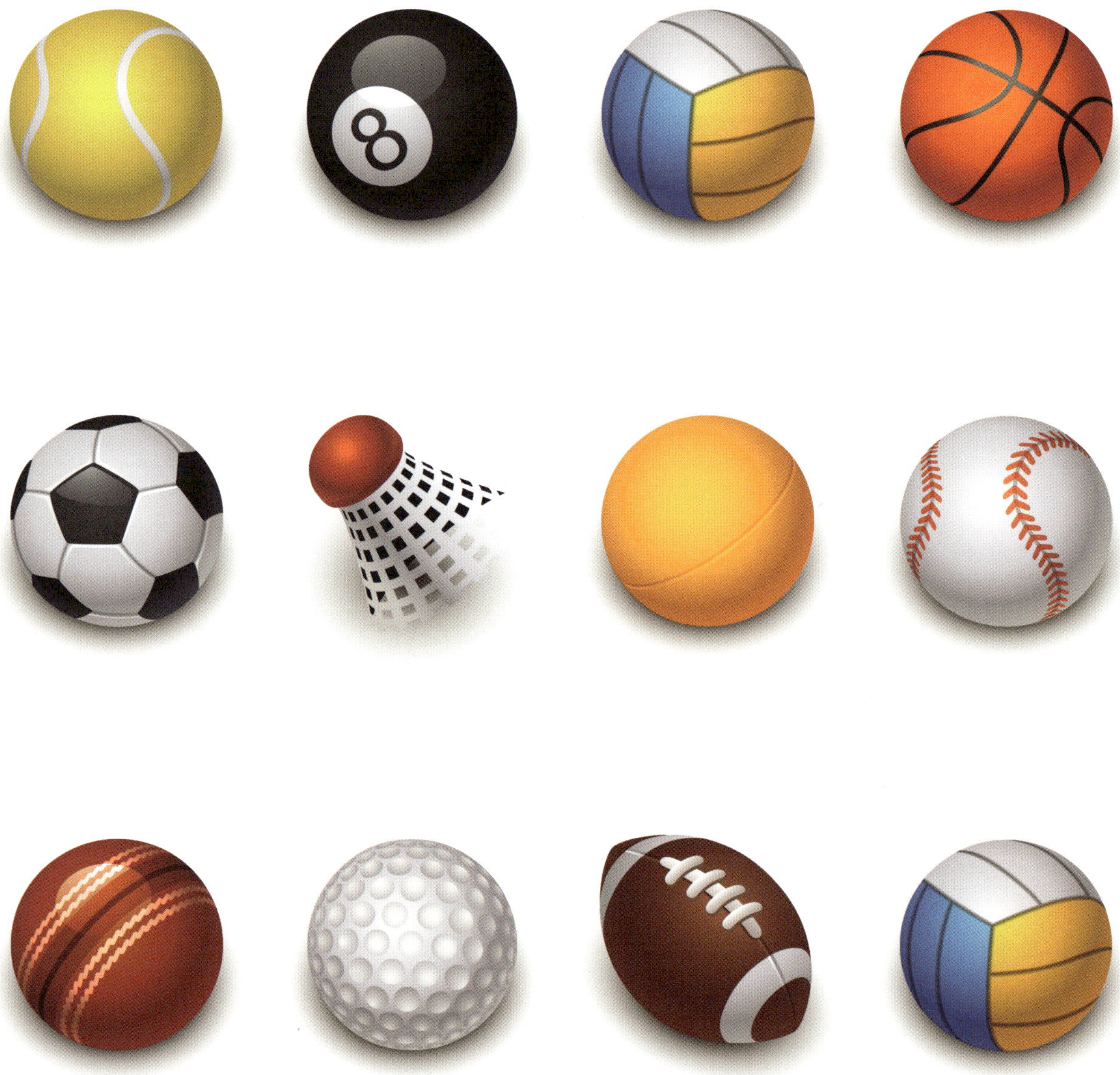

10 숨은 낱말을 찾아봐요

낱말 찾기

언어력

노란 수선화 밭에 세 글자 낱말 한 개가 숨어 있어요. 채소 이름 낱말 한 개를 찾아 써 보세요.

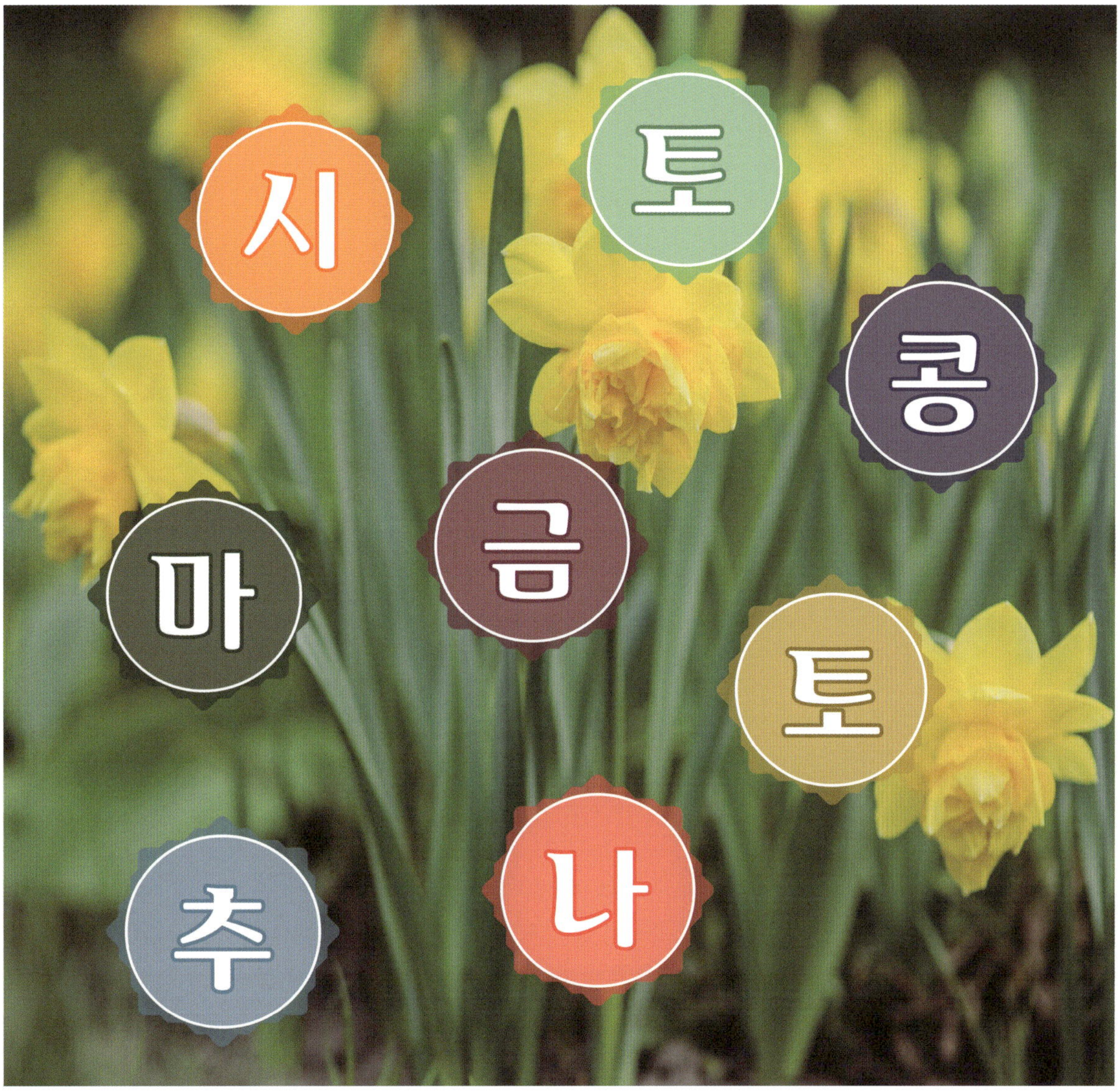

채소 이름: ______________________

11 화폐로 물건을 구매해 봐요

화폐 퀴즈

계산력

이사를 하게 되어 탑클래스 세탁기를 구매하러 왔어요. 가격에 맞는 지폐 수를 적어 보세요.

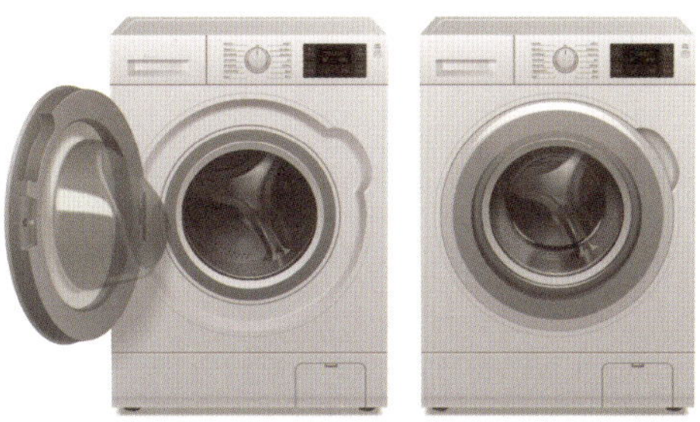

탑클래스 세탁기	398,000원

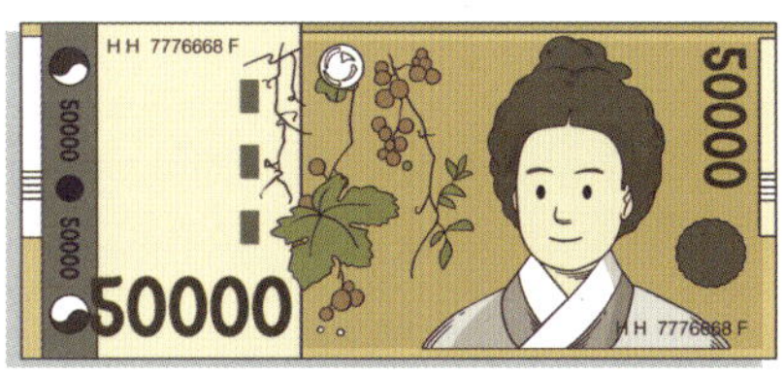

7 장

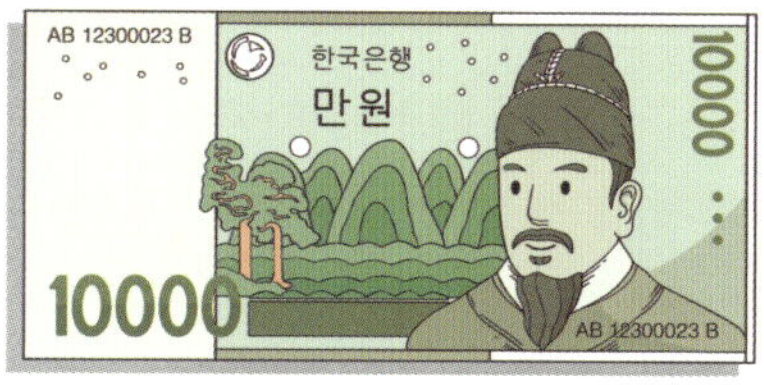

장

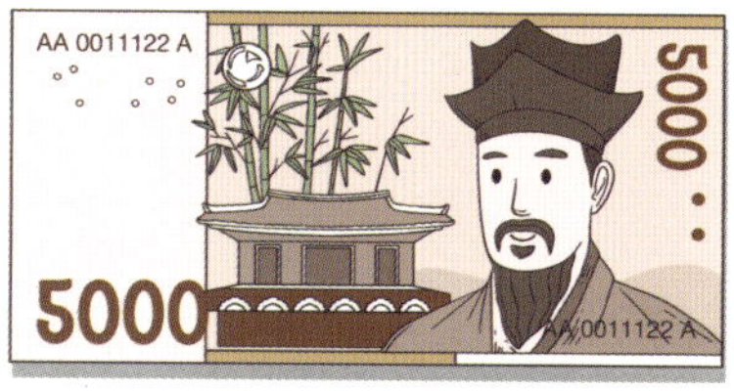

1 장

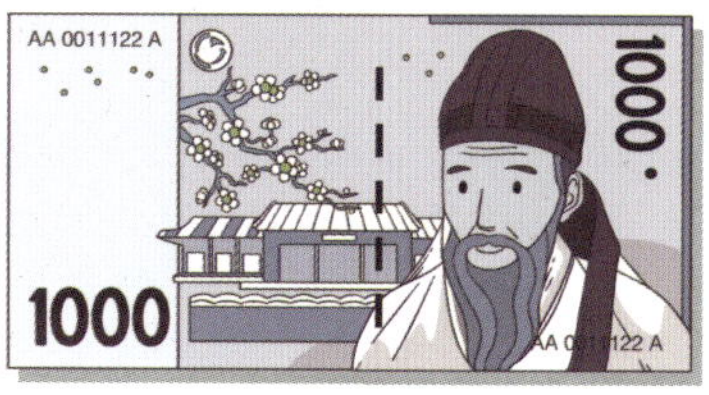

2 장

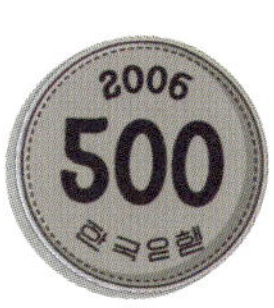

2 개

월 일 요일

12 초성을 보고 낱말을 맞혀 봐요

초성 게임

언어력

두 가지 물고기 이름의 초성이 있어요. 아래 글자를 보고 물고기 이름을 맞게 써 보세요.

갈 ㅊ

갈 ㅊ

ㄱ ㄷ 어

ㄱ ㄷ 어

13 서로 다른 곳을 찾아봐요

서로 다른 곳 찾기

예쁜 새들이 각자의 모습을 뽐내고 있어요. 서로 다른 두 곳을 찾아 ○해 보세요.

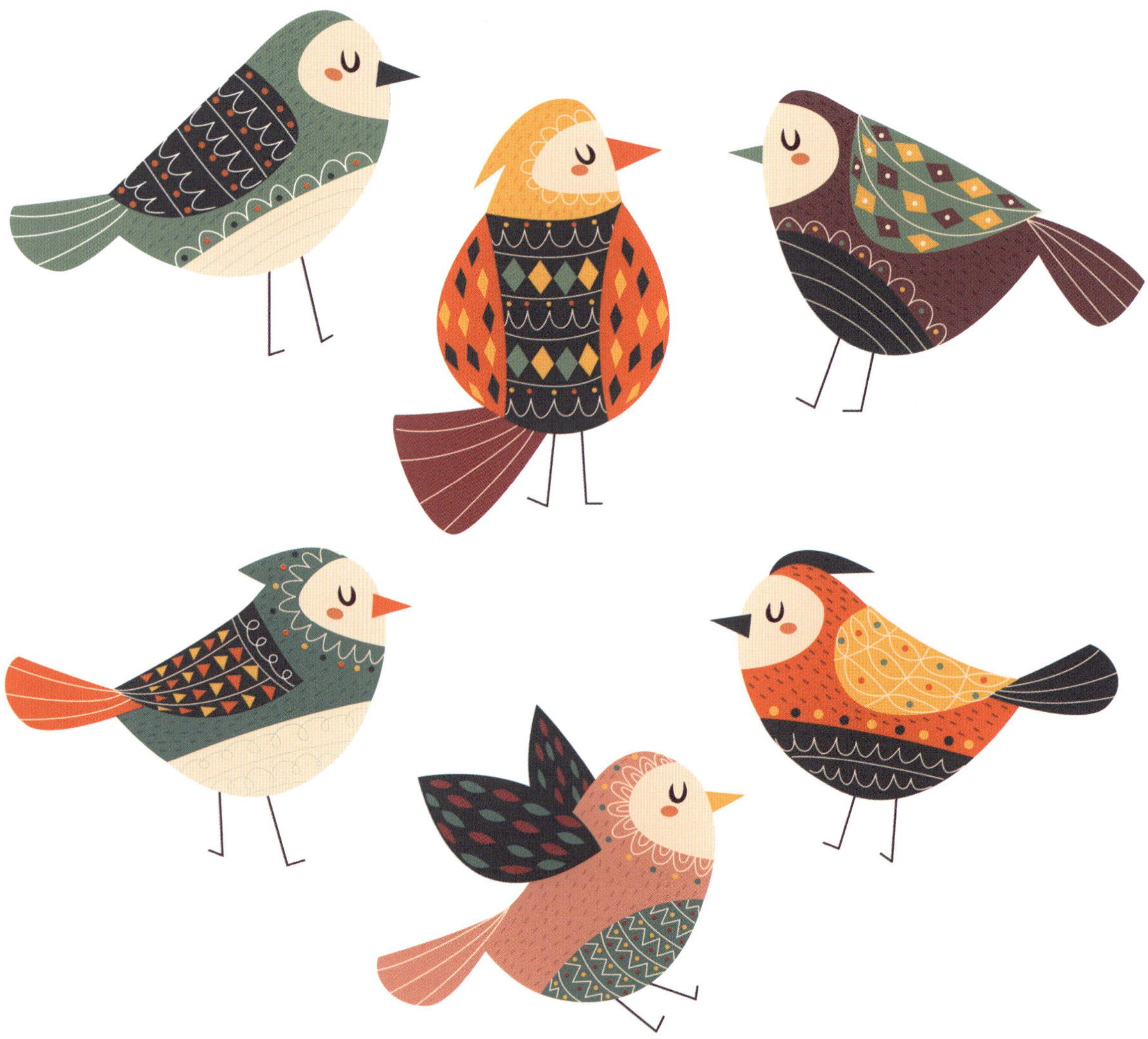

양쪽 그림에서 부리가 왼쪽으로 향하고 있는 새는 모두 몇 마리인가요?

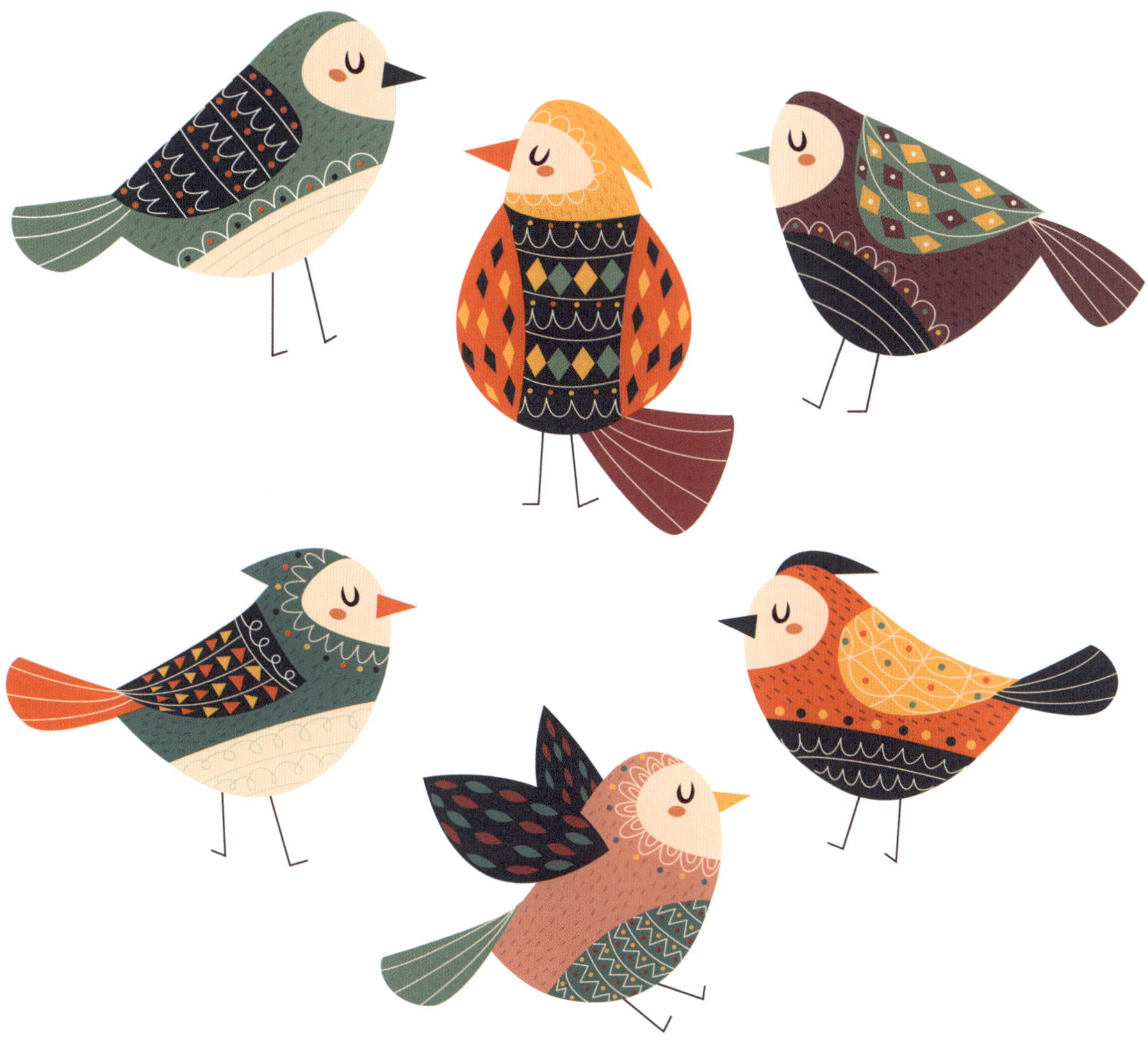

14 숨은 그림을 찾아봐요

숨은 그림 찾기

알록달록 다양한 원피스가 진열되어 있어요. 아래 원피스와 같은 것을 오른쪽 페이지에서 찾아 ○해 보세요.

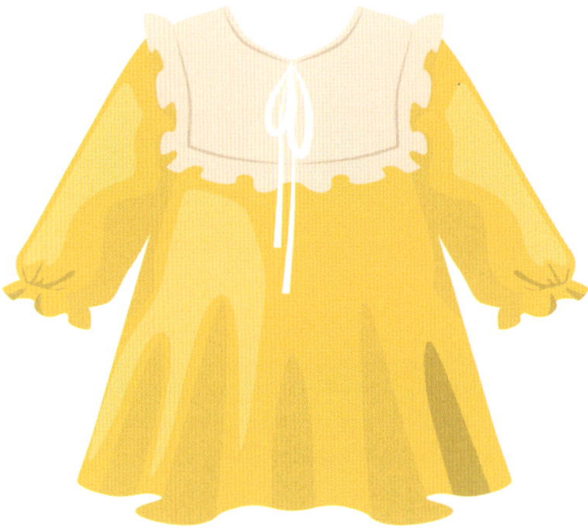

아래와 같은 모양의 원피스를 오른쪽 페이지에서 찾아 색이 없는 부분을 똑같이 칠해 봐요.

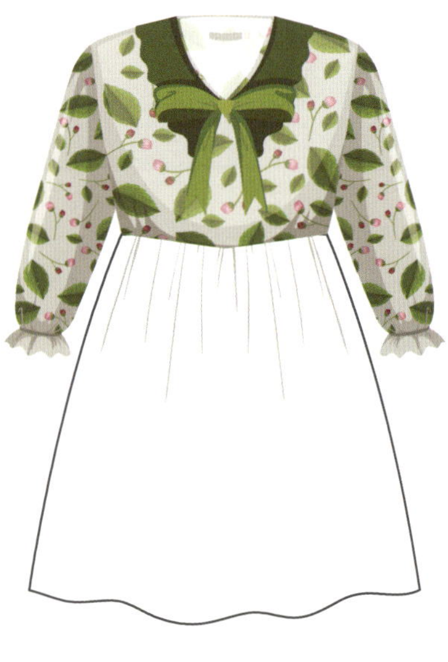

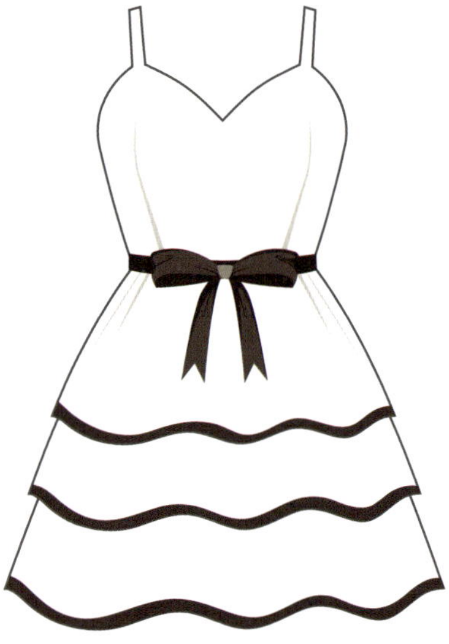

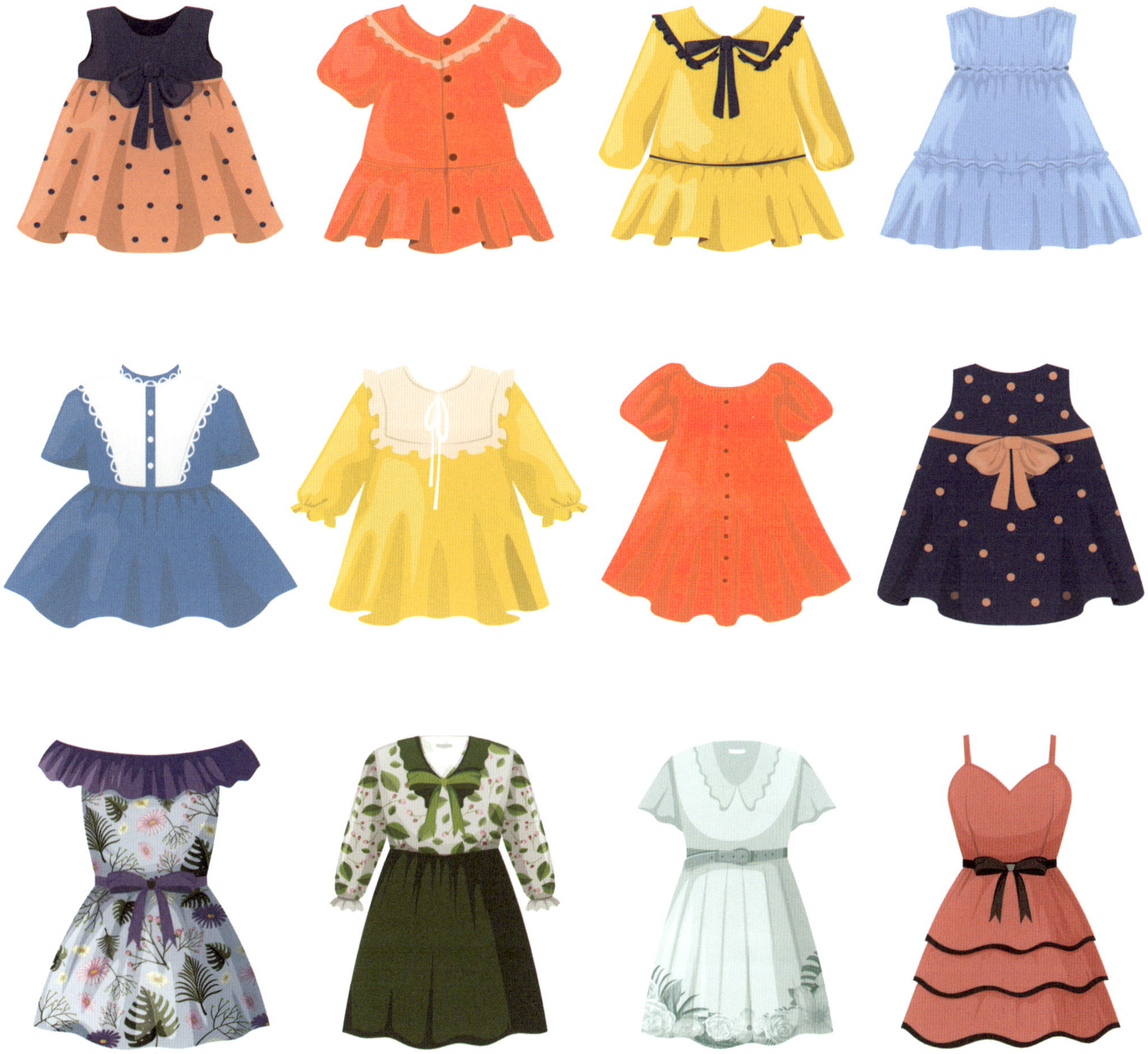

15 없는 수를 찾아봐요

없는 수 찾기

수리력

21~33의 수가 있어요. 없는 수 한 개를 찾아보세요.

21 22 23 24

25 26 27 28

30 31 32 33

정답은 홀수인가요? 짝수인가요?

명언 명상
동영상

두뇌 휴식을 위한

명언 명상

명언 명상은 자연의 소리와 함께
명언을 들으며 두뇌를 휴식하는 명상입니다.
방 안의 불을 켜면 어둠은 자연히 일시에 사라지듯,
명언을 3번 반복해서 듣는 동안 마음은 밝아지고, 편안해집니다.
명상을 하면 뇌파는 알파파, 세타파로 변하여
통찰력, 기억력 등 모든 두뇌의 능력이 향상됩니다.

명상하기

1

편안한 자세로 척추를 펴고 앉습니다. 허리와 어깨의 긴장을 풀어 봅니다. 앉는 자세가 힘드신 분은 눕거나 기대셔도 좋습니다. 누워서 하시는 분은 잠들지 않도록 유의합니다.

2

고개를 앞, 뒤, 좌우로 천천히 돌려 목의 긴장을 풉니다. 눈을 살며시 감고, 눈썹과 눈썹 사이 미간의 긴장을 풀어 봅니다.

3

온몸을 편안하게 이완하는 심호흡을 해 봅니다. 코로 숨을 깊이 들이쉬고, 입으로 숨을 천천히 내쉽니다. 코로 숨을 들이쉴 때는 아랫배가 나오고, 입으로 숨을 내쉴 때는 아랫배가 들어갑니다. 3번 반복합니다. 심호흡 후엔 자연스럽게 호흡합니다.

4

자연의 소리와 함께 명언을 들으며 휴식해 봅니다. 명언을 들을 때 잡념으로 인해 집중되지 않더라도 상관하지 않습니다. 알아차리는 순간, 다시 명언을 듣는 데 집중할 뿐 따로 생각을 없애려 하지 않습니다.

5

명언을 기억하려 노력하지 않아도 됩니다. 3번 반복을 통해 지혜는 밝아지고, 자연히 두뇌가 휴식합니다.

6

처음엔 하루 1개의 명언 명상도 좋습니다. 내가 부담 없이 편안히 할 수 있는 시간부터 조금씩 늘려 갑니다. 한 번에 긴 시간을 불규칙적으로 하기보다 매일 짧은 시간이라도 규칙적으로 하는 것이 더 효과적입니다.

오늘의 명언

이 마음은 비롯한 적도 없고
마침도 없으며
모양도 빛깔도 없으나
영원한 실제의 존재이다.
가없어 어디에나 있지 않은 곳이 없고
뜻대로 이루지 못하는 것이 없다.

- <도가귀감>

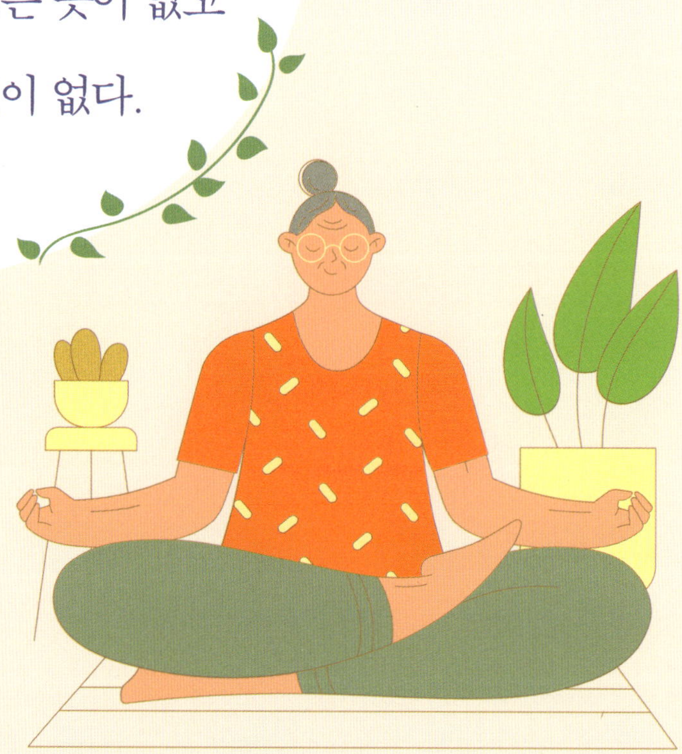

4주

교재와 함께 즐기는
〈탑클래스 두뇌발전소〉 유튜브 두뇌 건강 게임

두뇌 건강을 증진하고 인지 능력을
고루 발달시키는
다양한 두뇌게임 모음

짧은 시간 안에 두뇌의 복합적 능력을
향상시키는
다양한 두뇌게임 심화버전 모음

1 지금 있는 곳을 말해 봐요

저는 오늘 쇼핑을 하기 위해 집에서 차로 30분 거리에 있는 백화점에 왔어요.

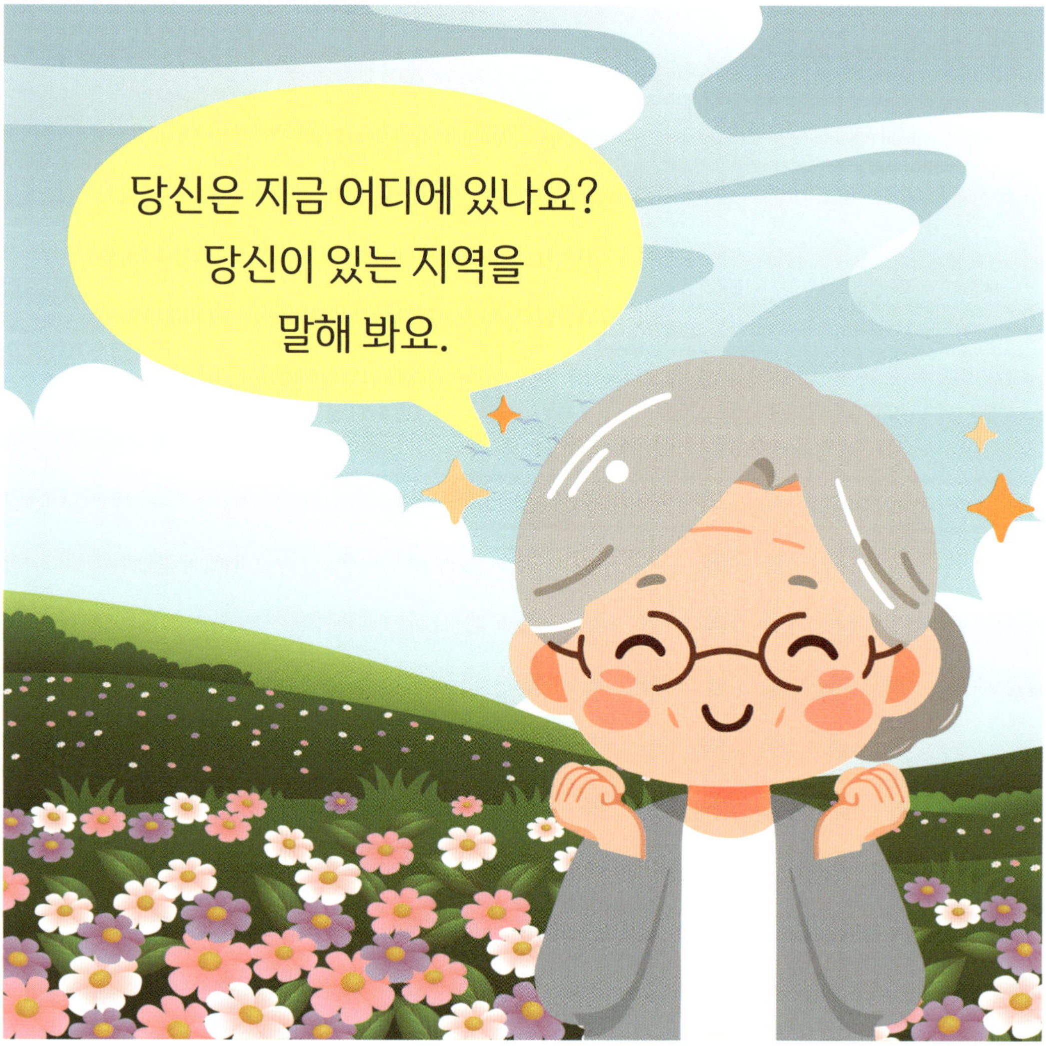
당신은 지금 어디에 있나요?
당신이 있는 지역을
말해 봐요.

지금 내가 있는 지역: ______________________

월 일 요일

2 조각을 찾아 퍼즐을 완성해 봐요

퍼즐 맞추기

공간지각력

신선한 채소들이 많이 있어요. 가려진 부분에 들어갈 조각은 몇 번인가요?

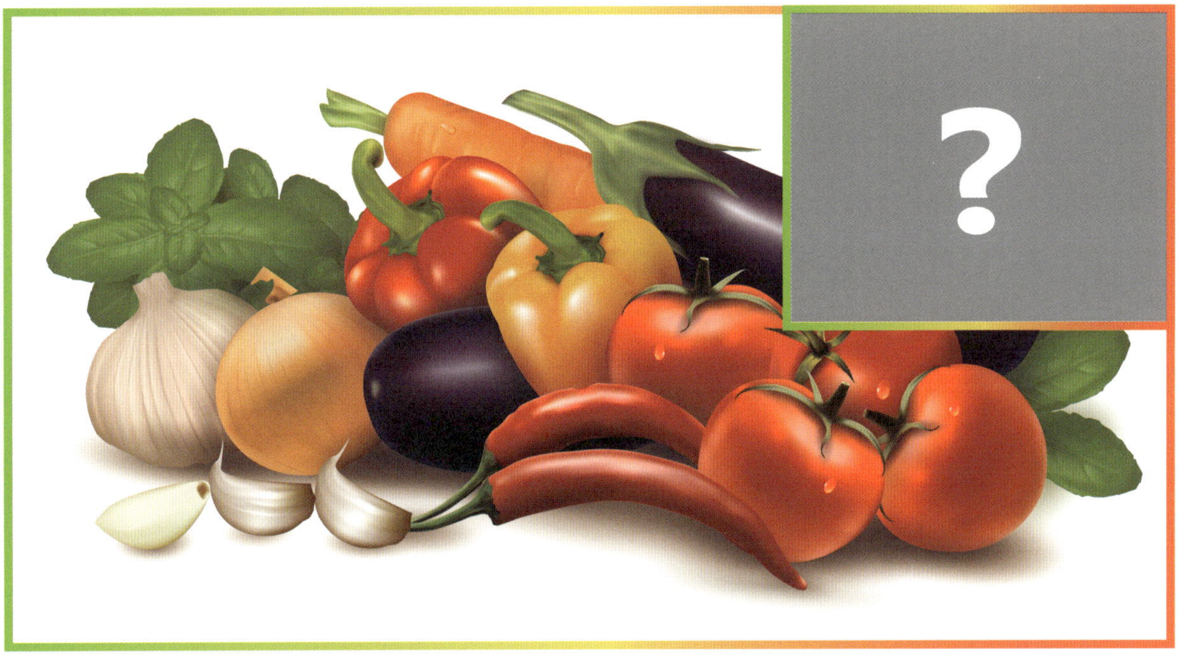

①

②

③

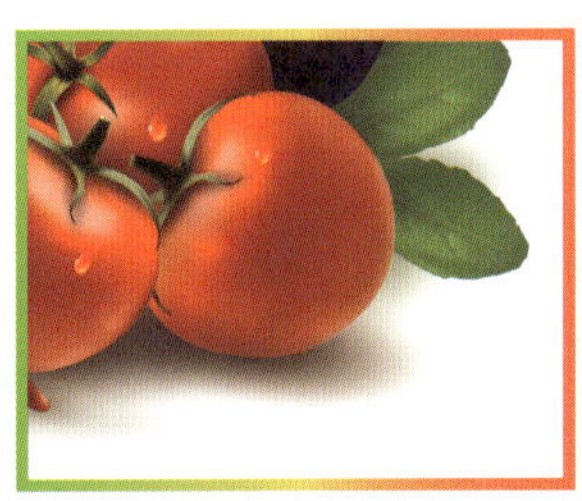

④

숨은 그림 찾기

3 숨은 그림을 찾아봐요

다양한 색과 모양의 화살표가 많이 있어요. 아래 그림과 같은 화살표를 오른쪽 페이지에서 찾아 ○해 보세요.

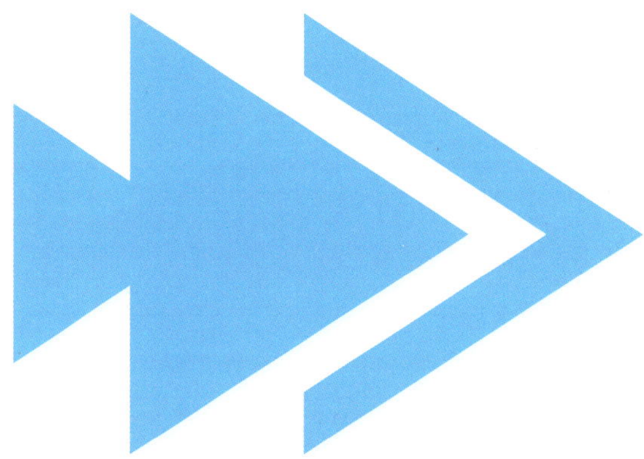

숫자 옆의 점들을 작은 수부터 순서대로 이어서 그림을 완성해 보세요.

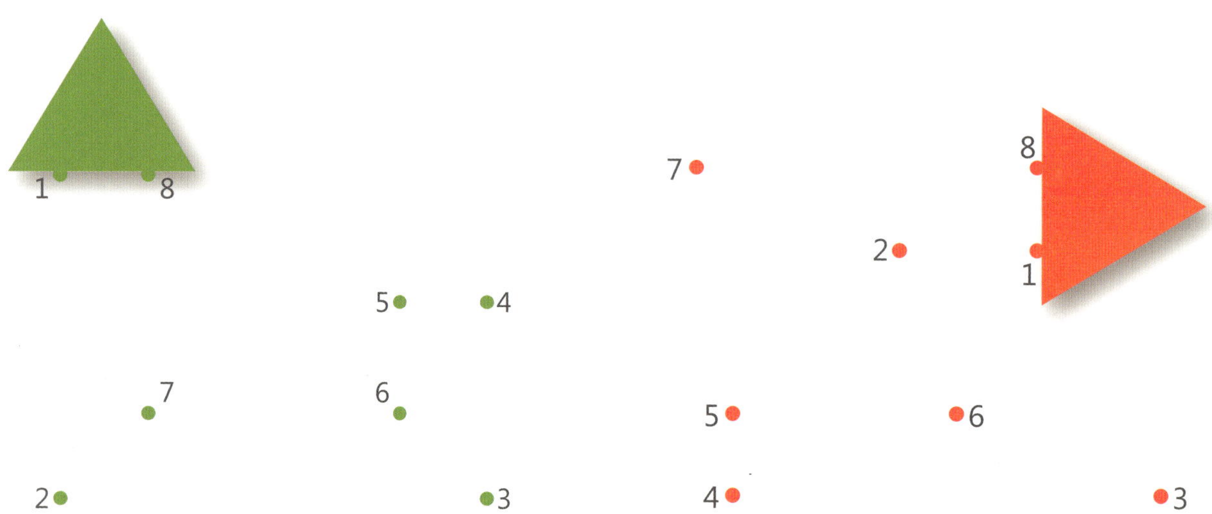

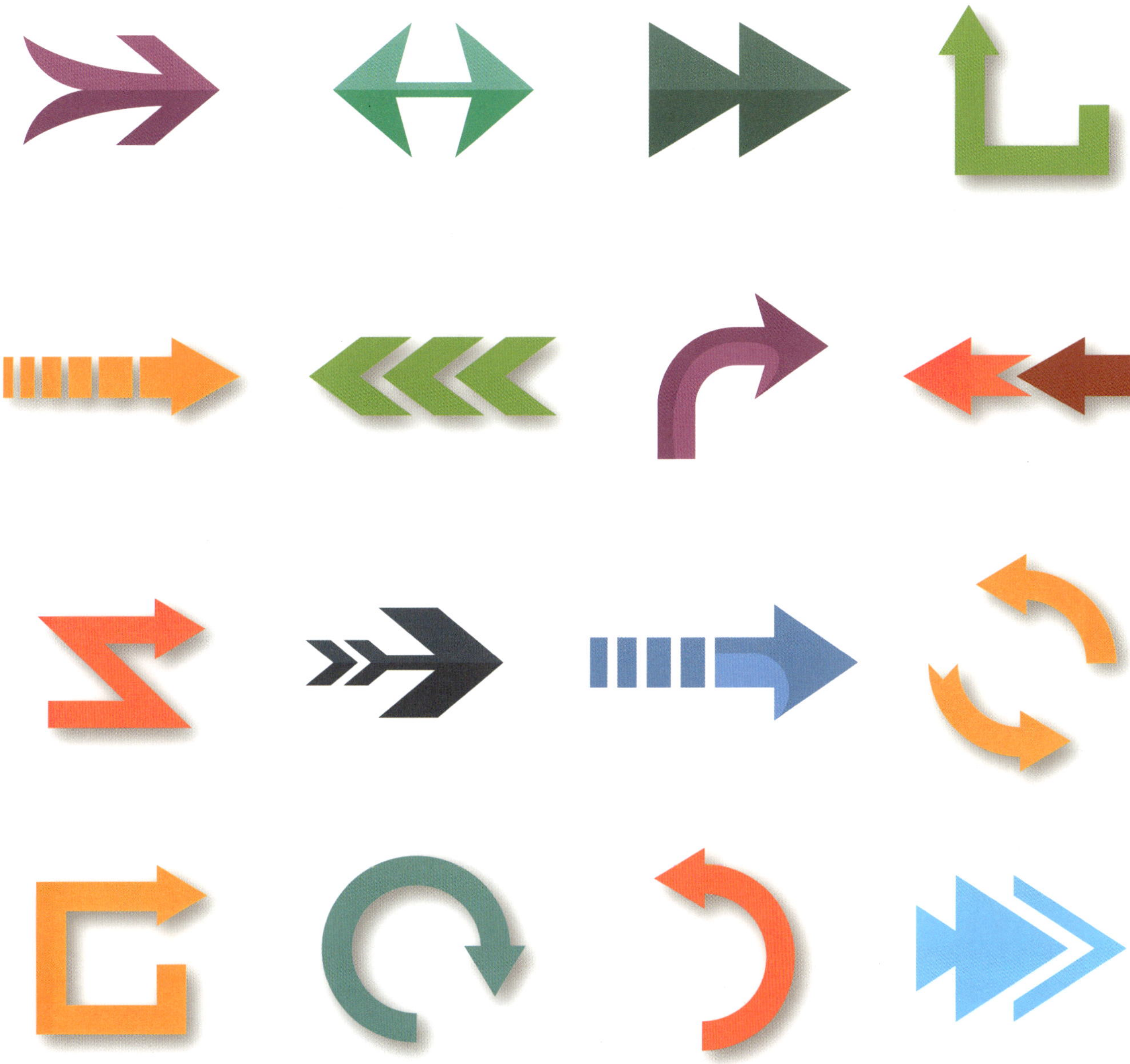

월 일 요일

4 숨은 낱말을 찾아봐요

낱말 찾기

언어력

예쁜 보라색 꽃 속에 낱말 한 개가 숨어 있어요. 해물 이름 낱말 한 개를 찾아 써 보세요.

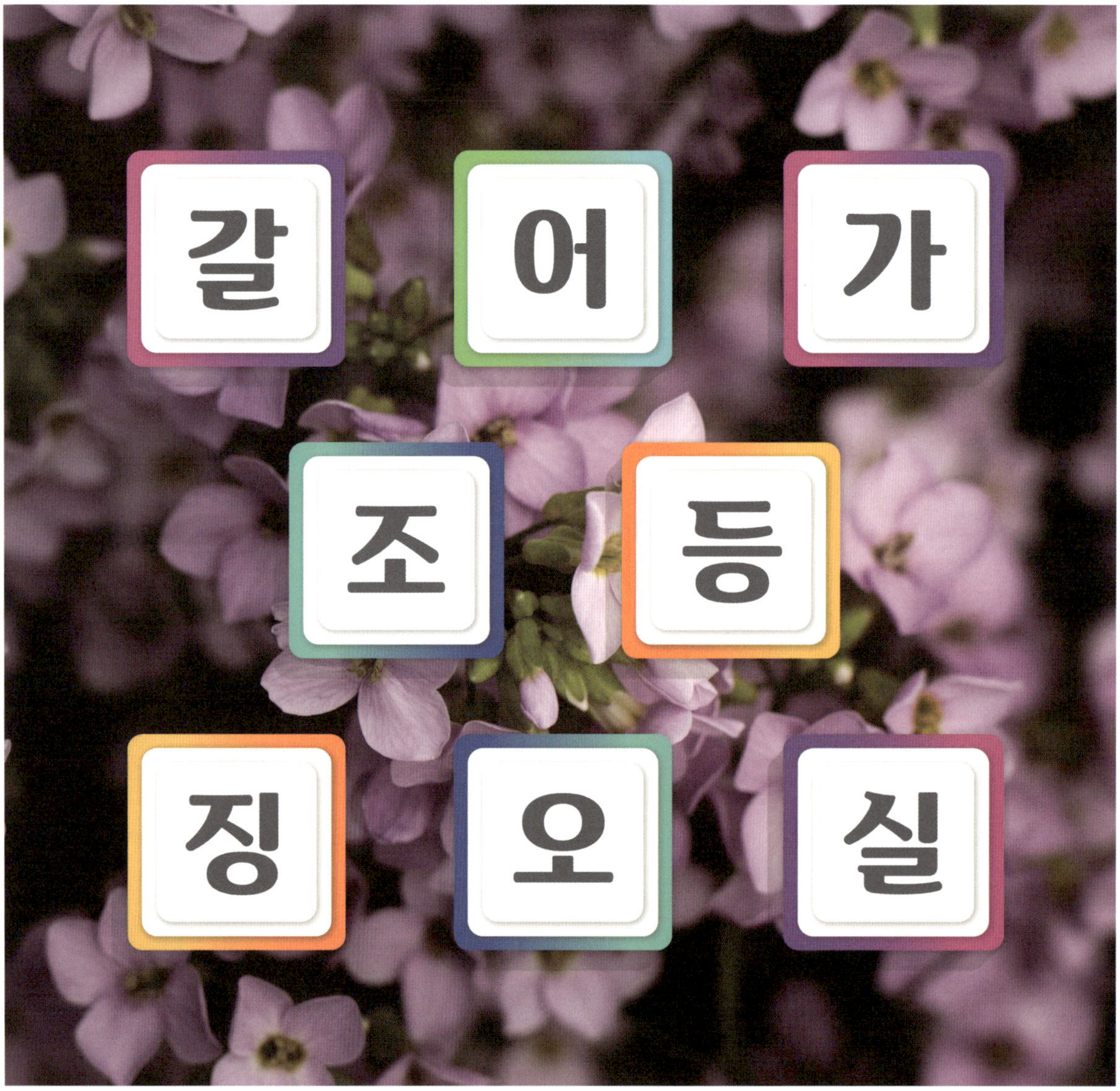

해물 이름: ______________________

월 일 요일

숫자 빨리 짚기

5 수를 순서대로 짚어 봐요

순발력

1~12의 수가 있습니다. 작은 수부터 순서대로 빠른 시간 내에 짚어 보세요.

5	열	8	둘
칠	삼	십이	6
11	넷	1	아홉

다른 그림 찾기

월 일 요일

6 다른 그림을 찾아봐요

집중력

맛있게 구워진 전이 많이 있어요. 다른 그림 두 개를 찾아 ○해 보세요.

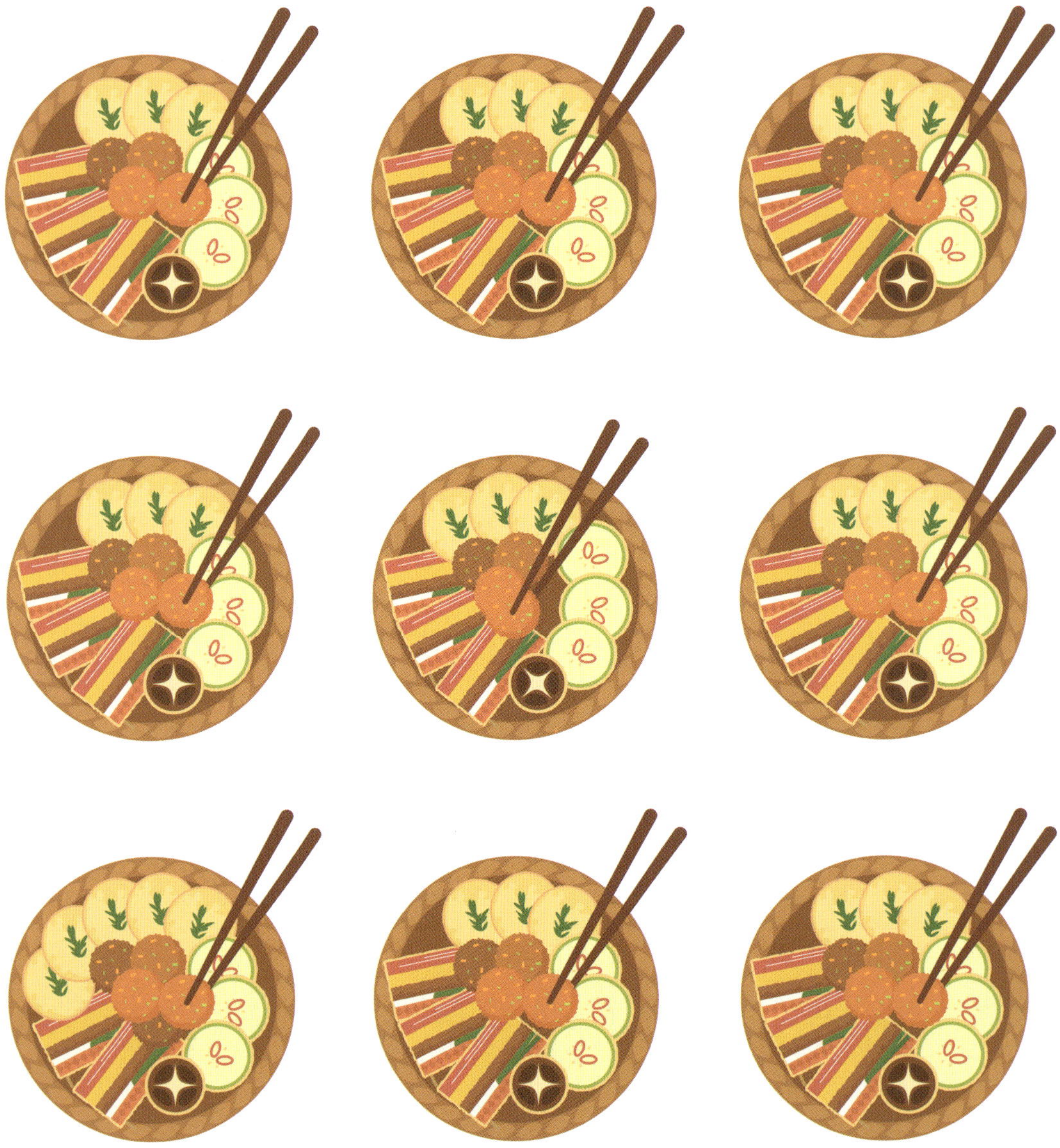

정답으로 찾은 다른 그림의 어느 부분이 어떻게 다른지 각각 말해 봐요.

월 일 요일

7 자세히 관찰하고 기억해 봐요

관찰 퀴즈

기억력

아래 그림을 잘 관찰해 주세요. 뒷장에 퀴즈가 있습니다.

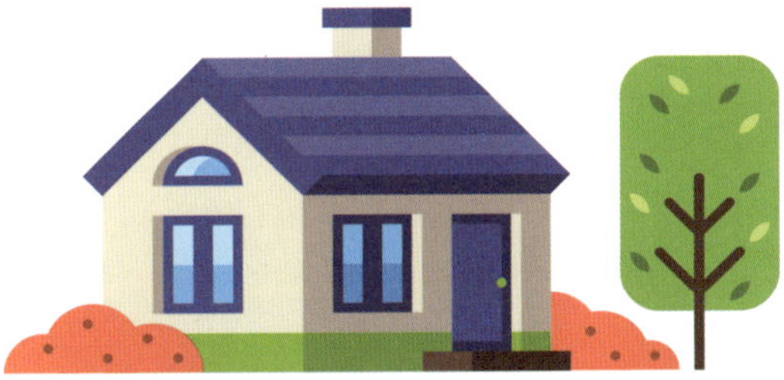

건강이네

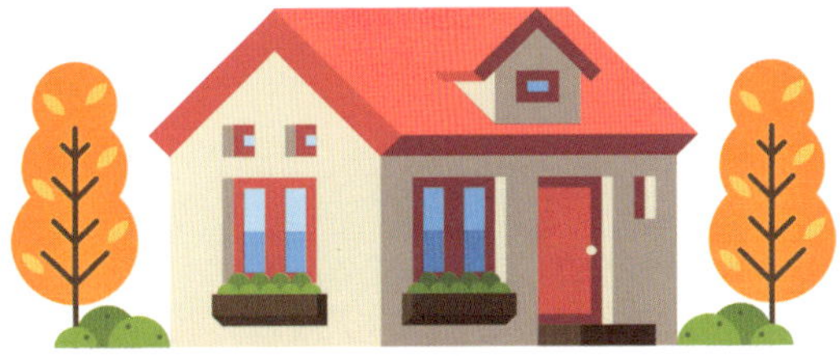

행복이네

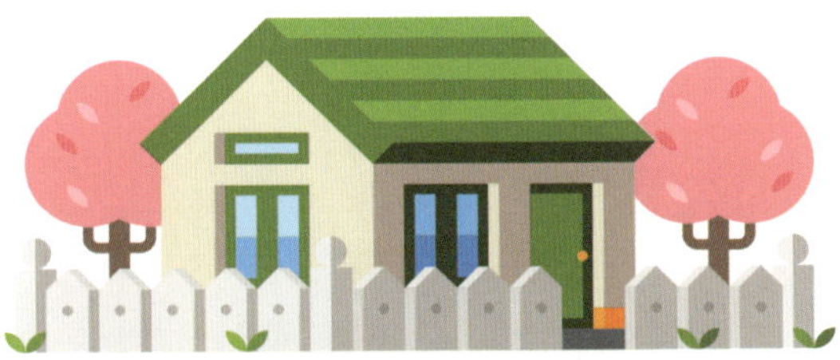

행운이네

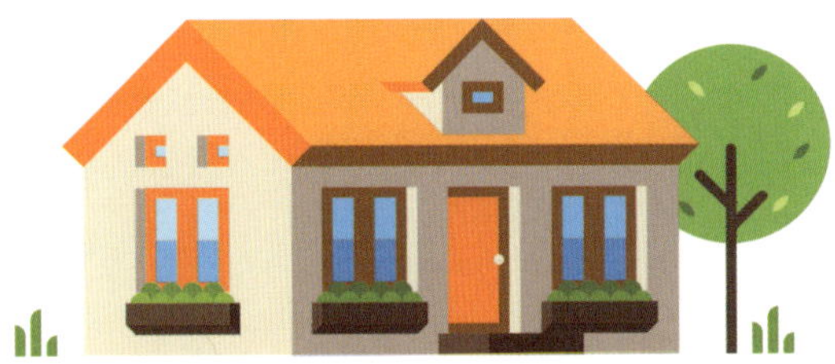

활력이네

40초가 지났어요. 천천히 페이지를 넘겨 보세요.

7 관찰한 것을 기억해 봐요

퀴즈 앞서 관찰한 집과 이름이 다르게 표시된 것은 어느 것인가요?

1

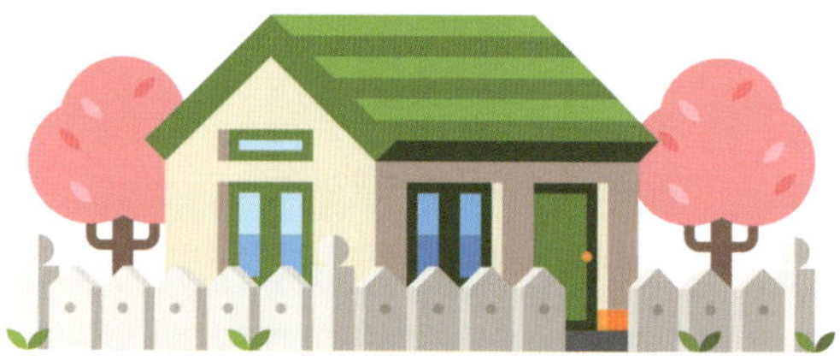

행운이네

2

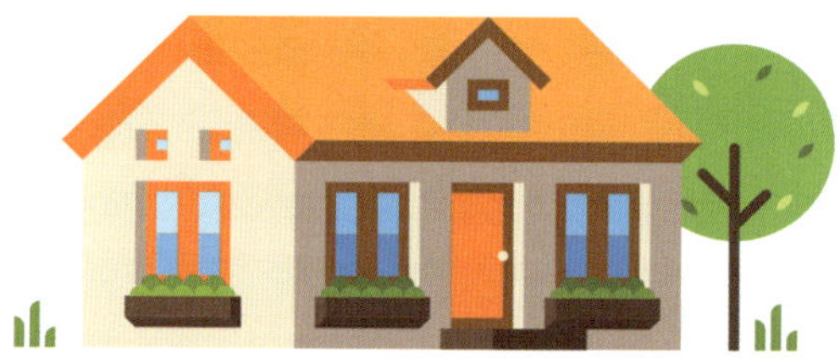

활발이네

3

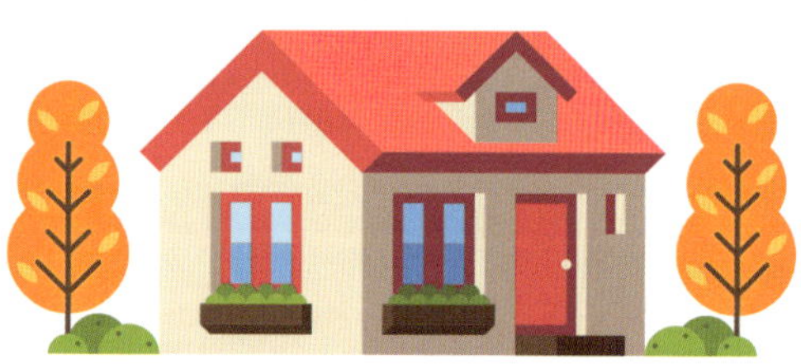

행복이네

4

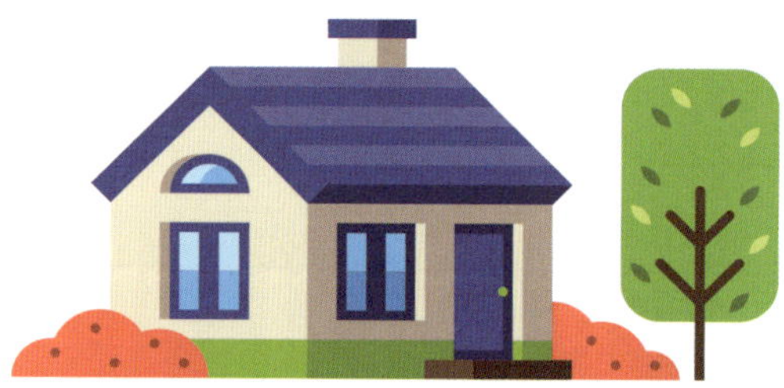

건강이네

8 첫 글자를 보고 낱말을 맞혀 봐요

낱말 추리

언어력

'회'로 시작하는 낱말 3개를 적어 보세요.

'자'로 시작하는 낱말 3개를 적어 보세요.

월 일 요일

9 같은 그림을 찾아봐요

집중력

같은 그림 찾기

알록달록 예쁜 날개를 가진 나비가 많이 있어요. 같은 그림 두 개씩 두 쌍을 짝지어 보세요.

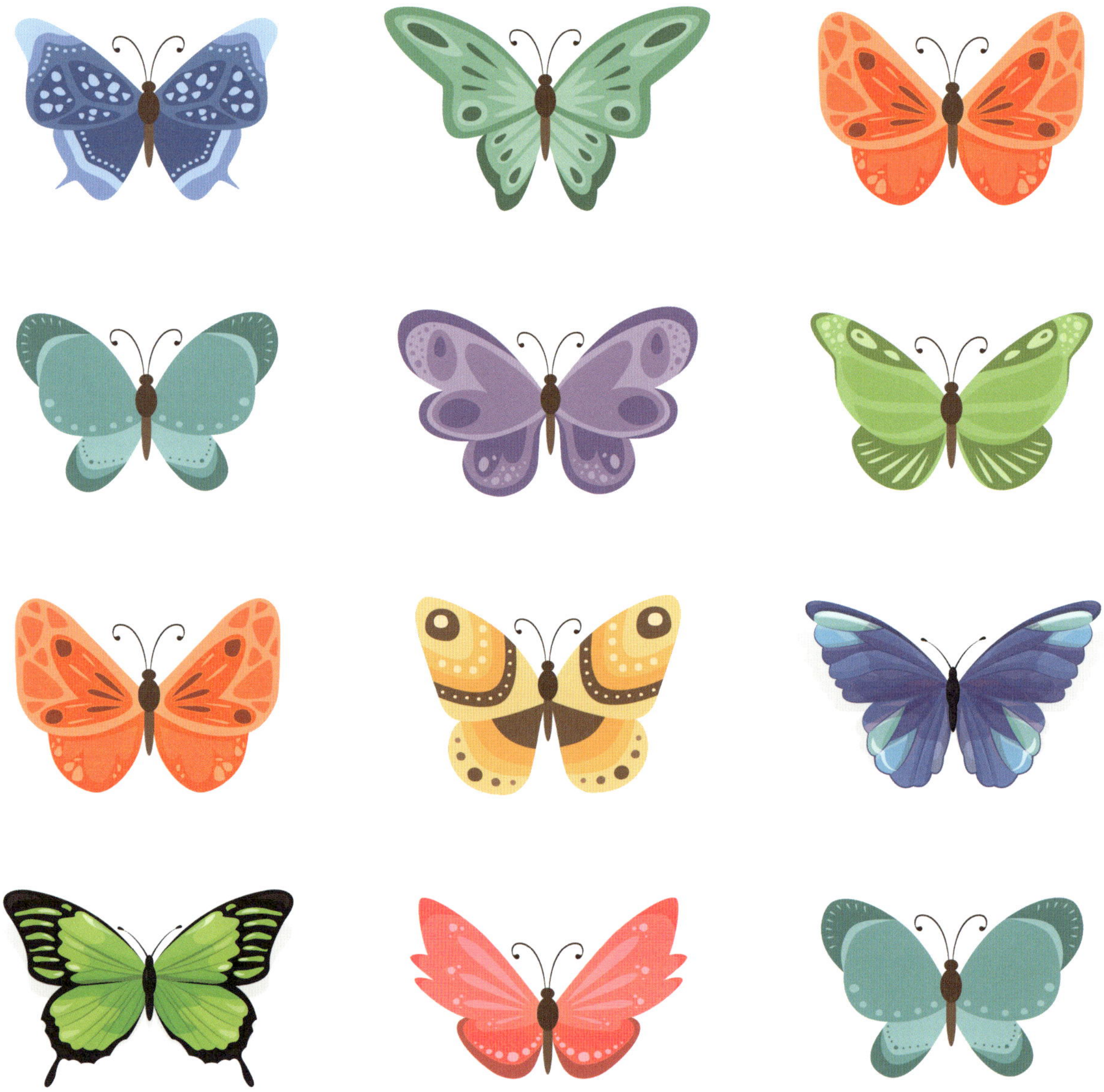

월 일 요일

10 숨은 낱말을 찾아봐요

낱말 찾기

언어력

꽃 사진 속에 네 글자 낱말 한 개가 숨어 있어요. 과일 이름 낱말 한 개를 찾아 써 보세요.

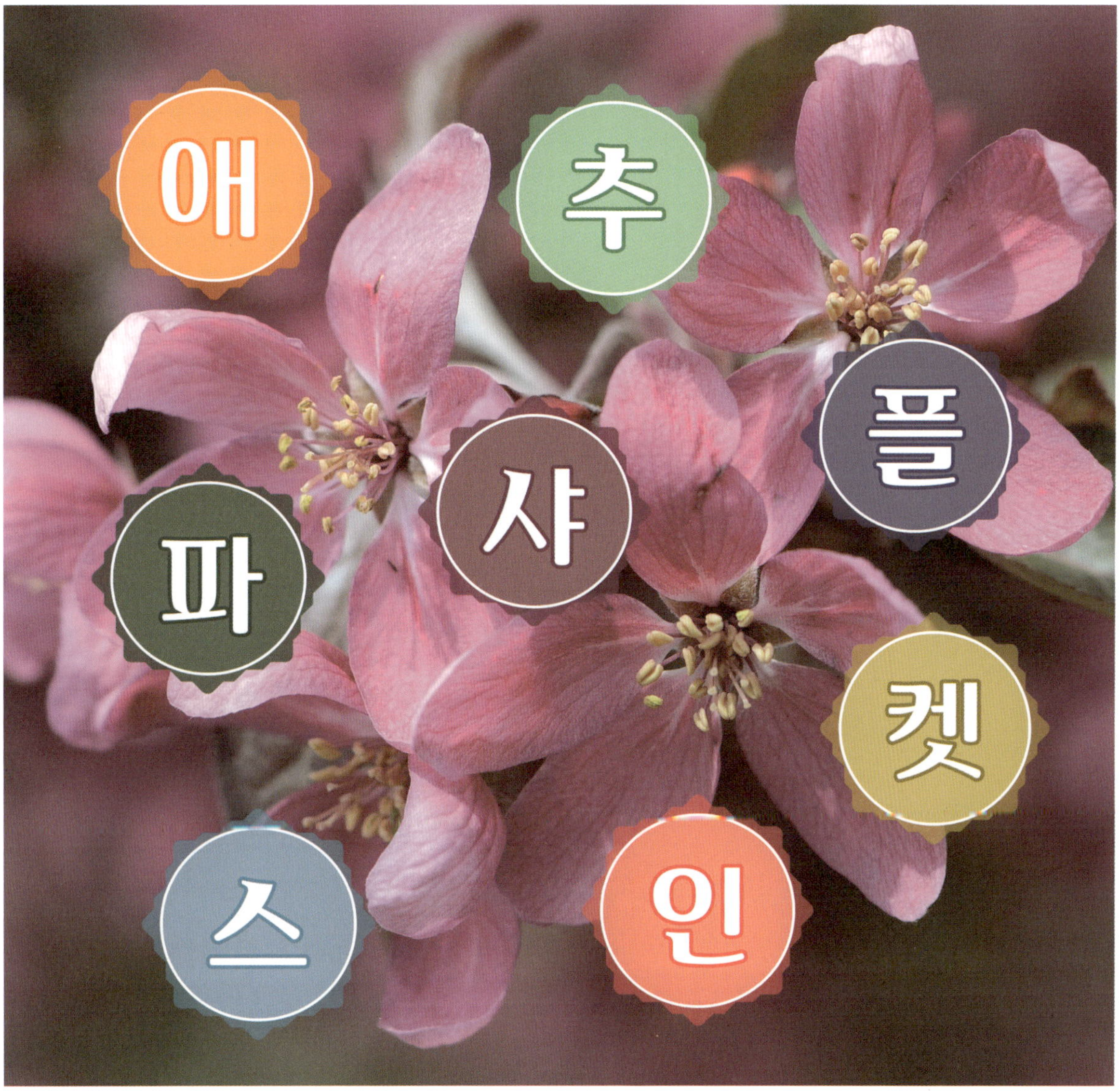

과일 이름: ______________________

11 서로 다른 곳을 찾아봐요

서로 다른 곳 찾기

친구들과 함께 맛있는 도시락을 먹으려 해요. 서로 다른 세 곳을 찾아 ○해 보세요.

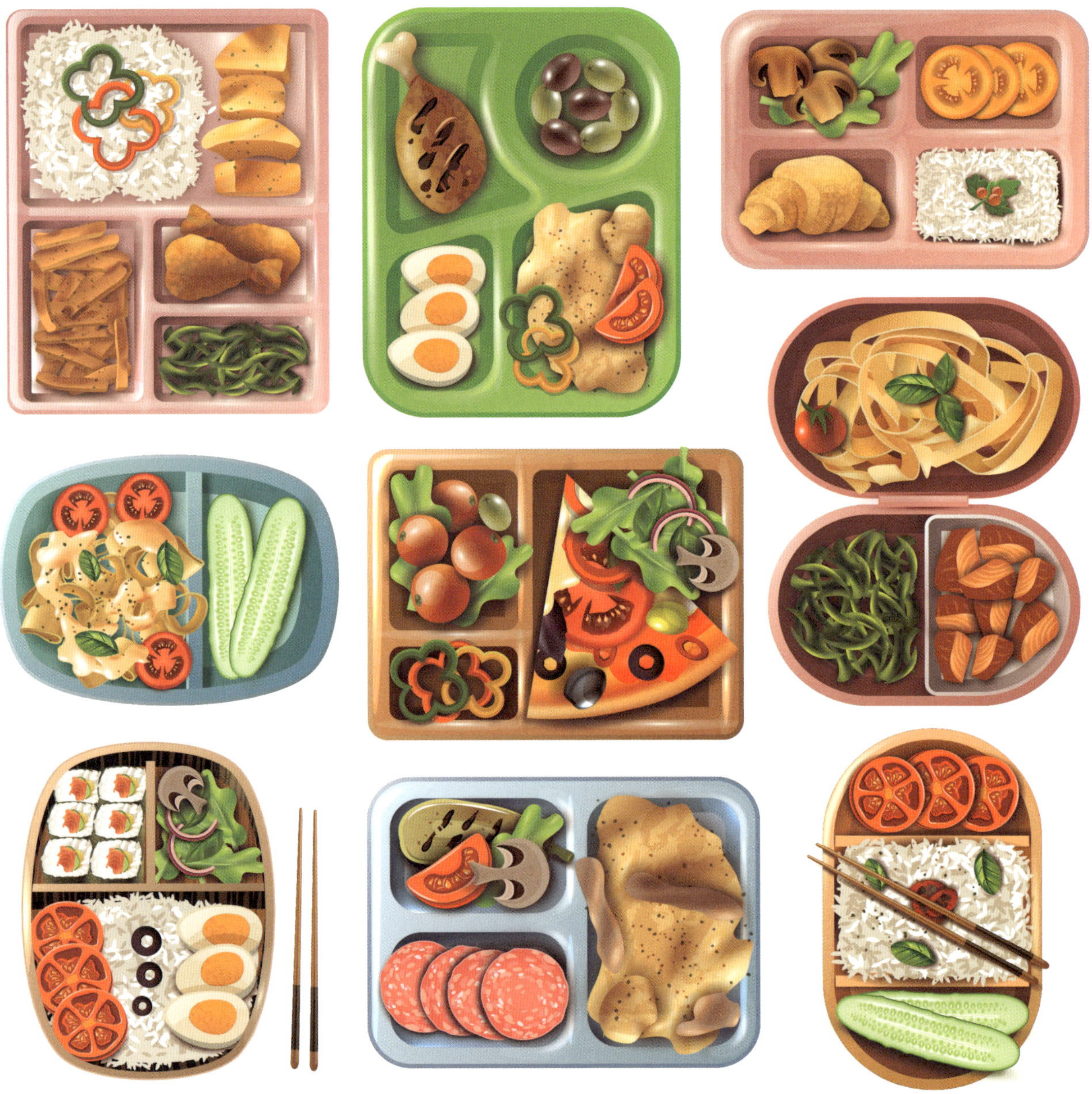

양쪽 그림에 있는 젓가락은 모두 몇 쌍인가요?

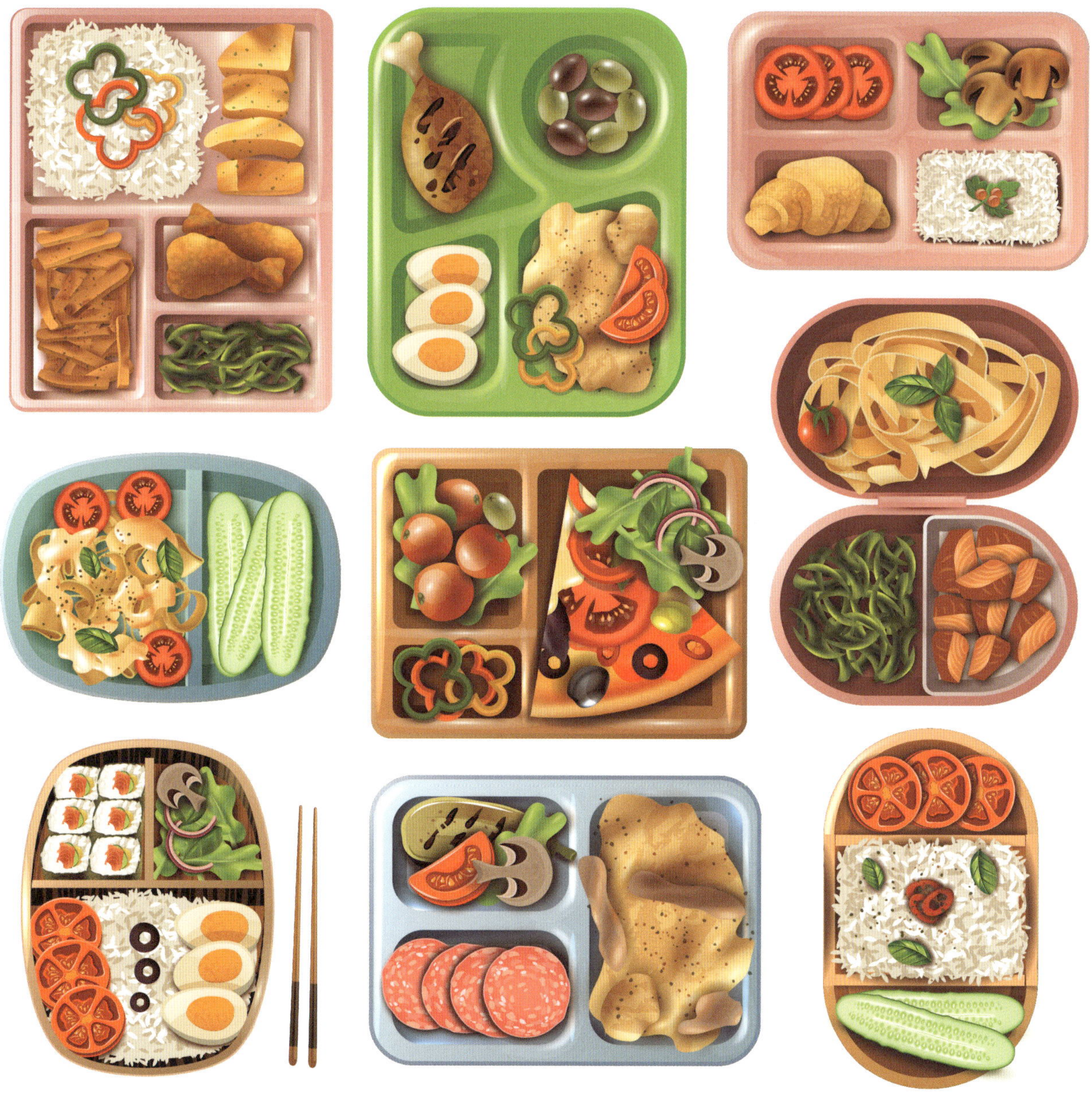

12 순서대로 계산해 봐요

계산 기차놀이

계산력

길을 따라 순서대로 계산하여 빈칸을 채워 보세요.

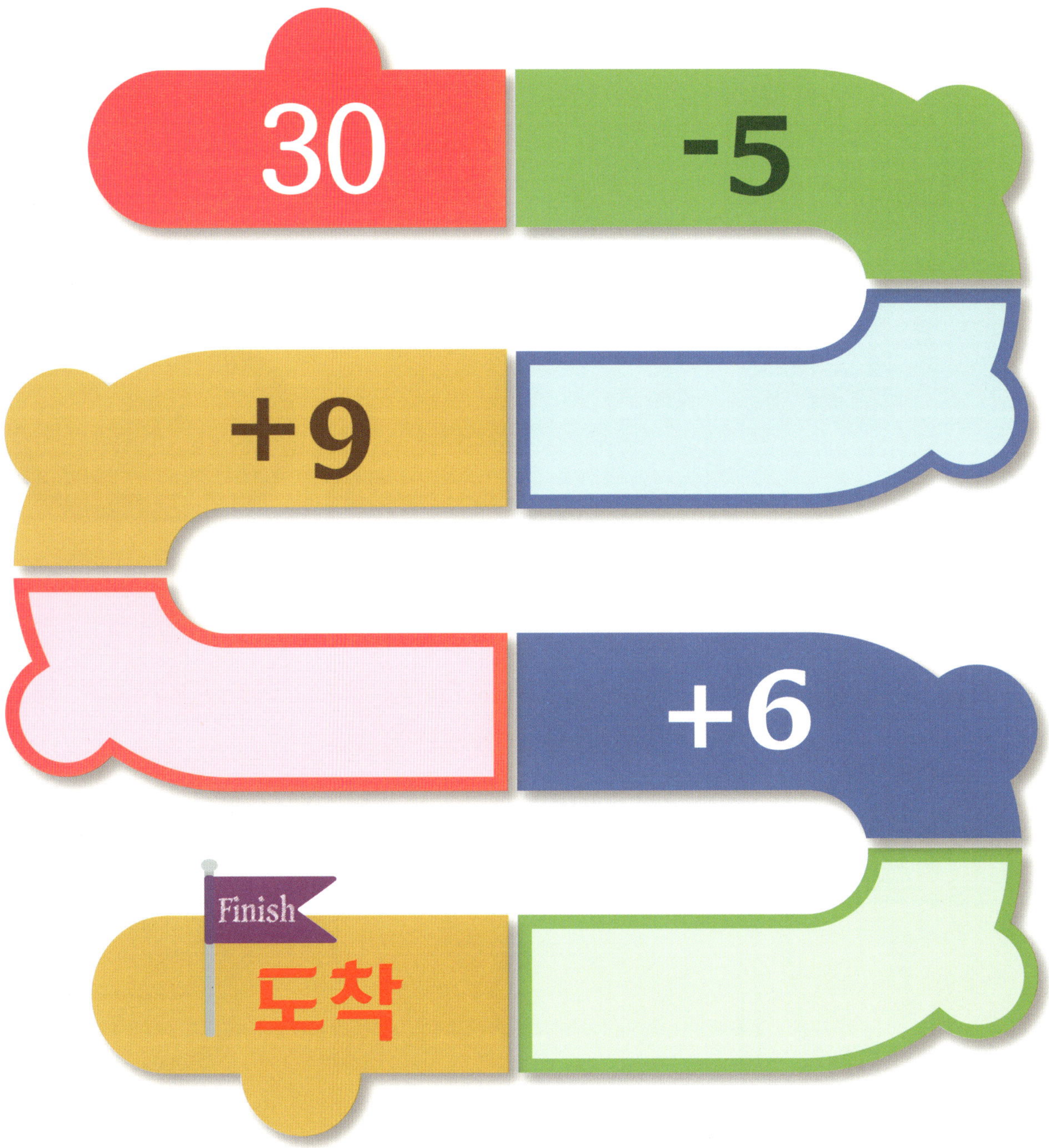

월 일 요일

13 순서대로 기억해 봐요

순서 맞히기

기억력

아래 그림과 순서를 잘 관찰하여 기억해 주세요. 뒷장에 퀴즈가 있습니다.

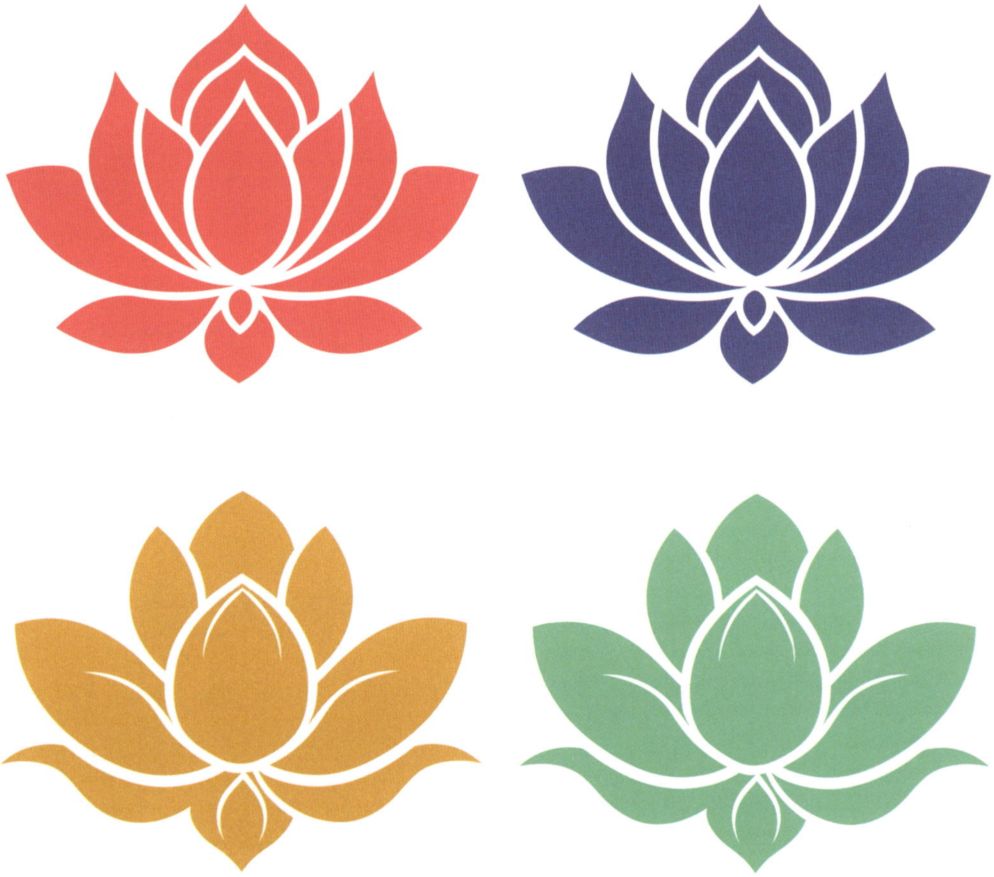

40초가 지났어요. 천천히 페이지를 넘겨 보세요.

13 관찰한 것을 기억해 봐요

퀴즈 앞서 관찰한 그림을 순서대로 잘 배열한 것은 어느 것일까요?

1

2

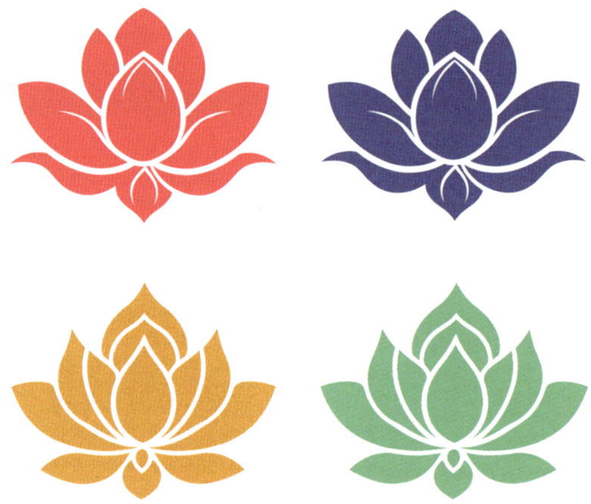

3

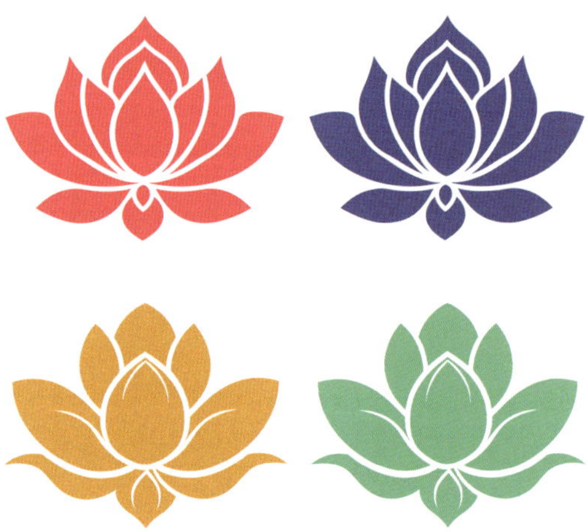

4

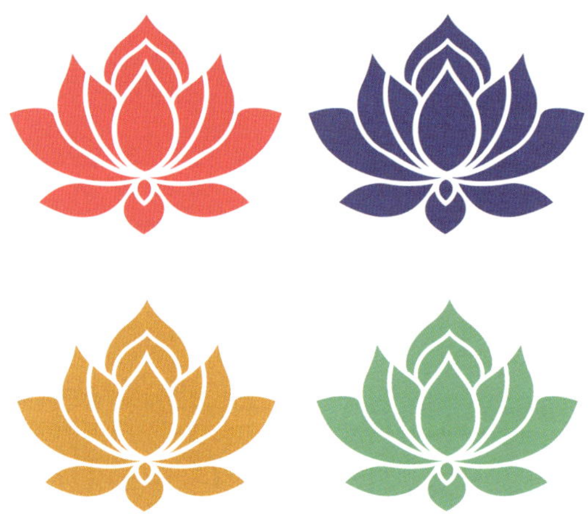

초성 게임

14 초성을 보고 낱말을 맞혀 봐요

언어력

두 가지 채소 이름의 초성이 있어요. 아래 글자를 보고 채소 이름을 맞게 써 보세요.

ㅊㅇ고ㅊ

ㅊ ㅇ 고 ㅊ

ㅅ송ㅇㅂ섯

ㅅ 송 ㅇ ㅂ 섯

숨은 그림 찾기

15 숨은 그림을 찾아봐요

새로 개업한 카페에 다양한 물건들이 있어요. 아래 그림과 같은 물건들을 오른쪽 페이지에서 찾아 ○해 보세요.

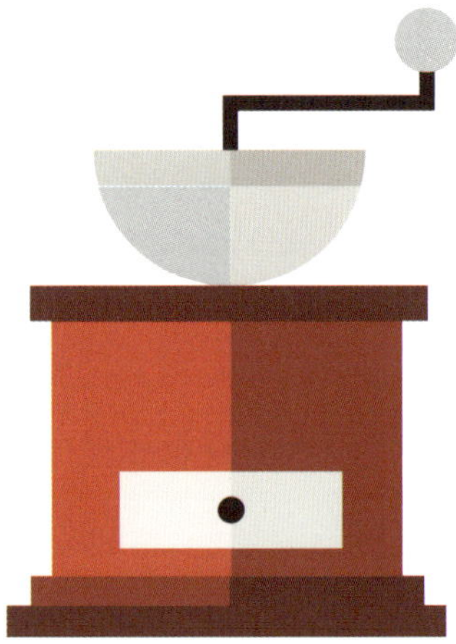

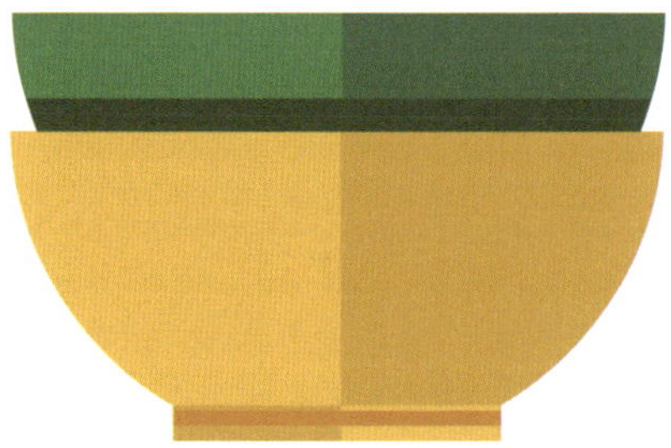

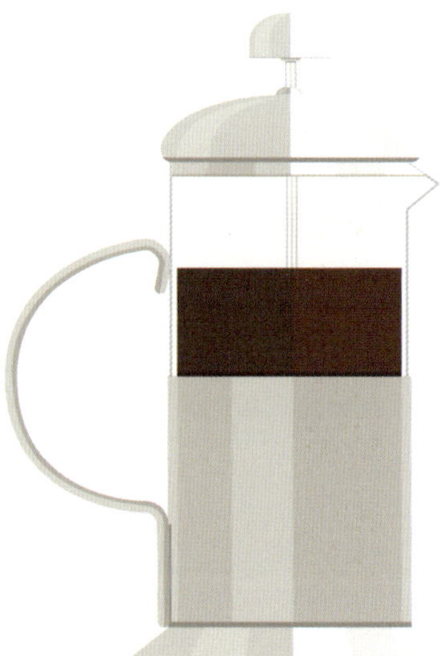

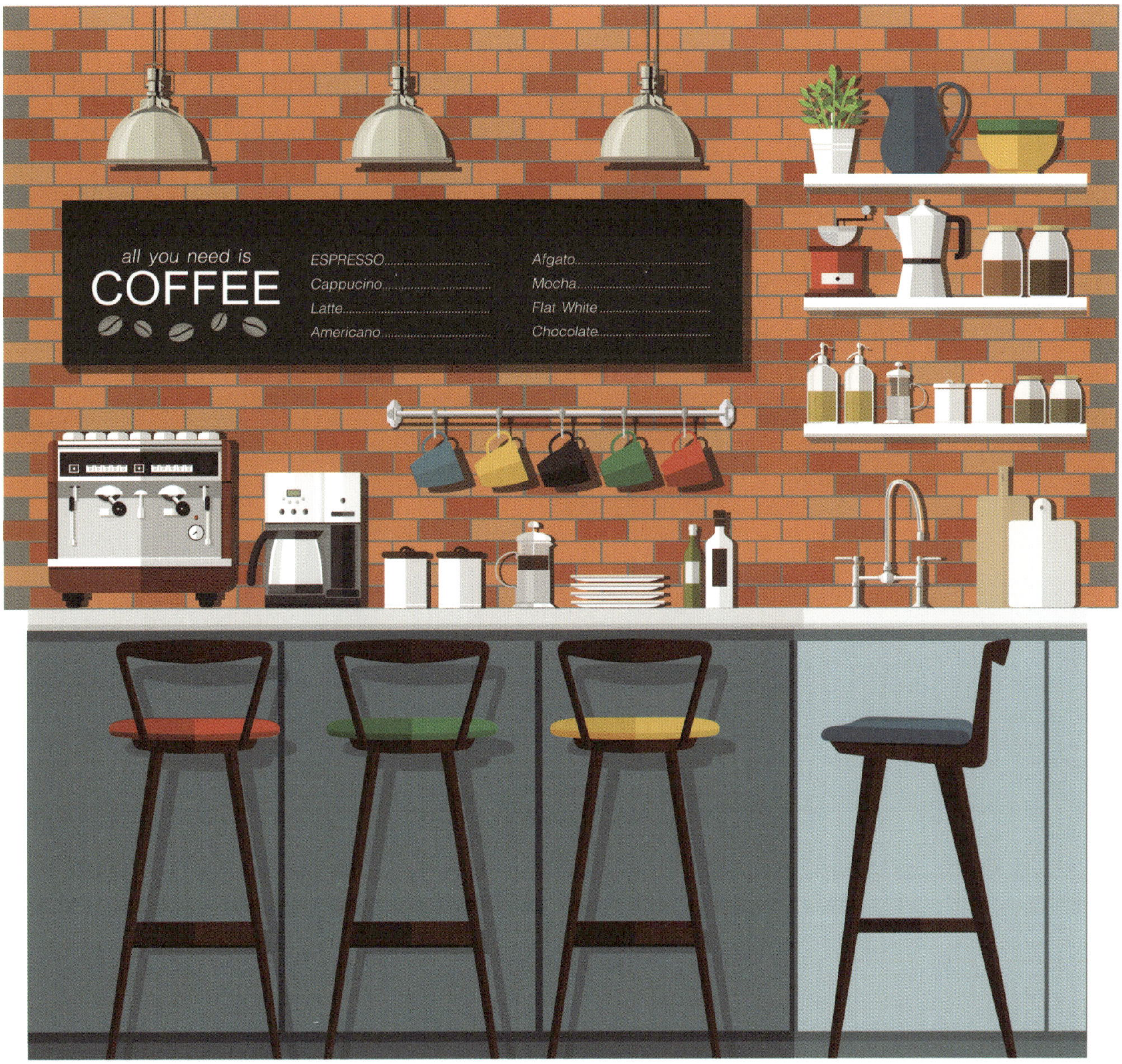
all you need is
COFFEE
ESPRESSO
Cappucino
Latte
Americano
Afgato
Mocha
Flat White
Chocolate

명언 명상
동영상

두뇌 휴식을 위한

명언 명상

명언 명상은 자연의 소리와 함께
명언을 들으며 두뇌를 휴식하는 명상입니다.
방 안의 불을 켜면 어둠은 자연히 일시에 사라지듯,
명언을 3번 반복해서 듣는 동안 마음은 밝아지고, 편안해집니다.
명상을 하면 뇌파는 알파파, 세타파로 변하여
통찰력, 기억력 등 모든 두뇌의 능력이 향상됩니다.

명상하기

1

편안한 자세로 척추를 펴고 앉습니다.
허리와 어깨의 긴장을 풀어 봅니다.
앉는 자세가 힘드신 분은 눕거나
기대셔도 좋습니다. 누워서 하시는 분은
잠들지 않도록 유의합니다.

2

고개를 앞, 뒤, 좌우로 천천히 돌려
목의 긴장을 풉니다. 눈을 살며시 감고,
눈썹과 눈썹 사이 미간의 긴장을
풀어 봅니다.

3

온몸을 편안하게 이완하는 심호흡을
해 봅니다. 코로 숨을 깊이 들이쉬고,
입으로 숨을 천천히 내쉽니다.
코로 숨을 들이쉴 때는 아랫배가 나오고,
입으로 숨을 내쉴 때는 아랫배가
들어갑니다. 3번 반복합니다.
심호흡 후엔 자연스럽게 호흡합니다.

4

자연의 소리와 함께 명언을 들으며
휴식해 봅니다. 명언을 들을 때
잡념으로 인해 집중되지 않더라도
상관하지 않습니다. 알아차리는 순간,
다시 명언을 듣는 데 집중할 뿐 따로
생각을 없애려 하지 않습니다.

5

명언을 기억하려 노력하지 않아도 됩니다. 3번 반복을 통해 지혜는 밝아지고, 자연히 두뇌가 휴식합니다.

6

처음엔 하루 1개의 명언 명상도 좋습니다. 내가 부담 없이 편안히 할 수 있는 시간부터 조금씩 늘려 갑니다. 한 번에 긴 시간을 불규칙적으로 하기보다 매일 짧은 시간이라도 규칙적으로 하는 것이 더 효과적입니다.

오늘의 명언

삶의 가장 큰 영광은
결코 넘어지지 않는 게 아니라,
넘어질 때마다
다시 일어서는 데 있다.

- 넬슨 만델라(Nelson Mandela)

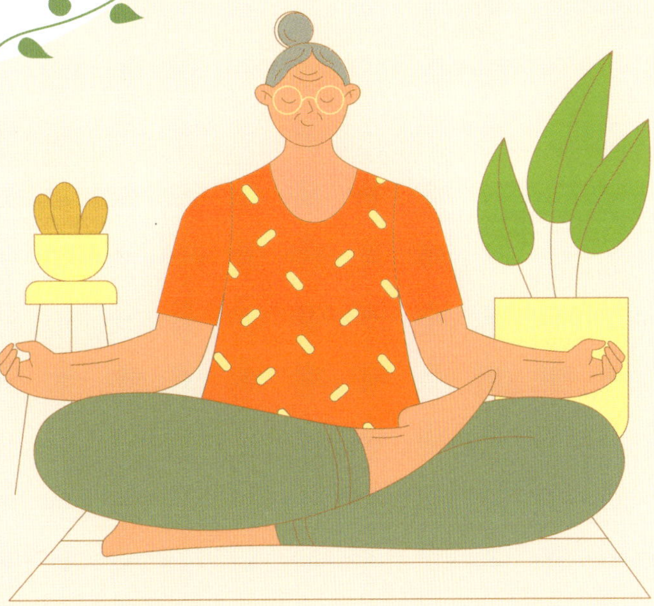

정답 1주

2

1 4625

2 4652

③ 4526

4 4562

3

개나리

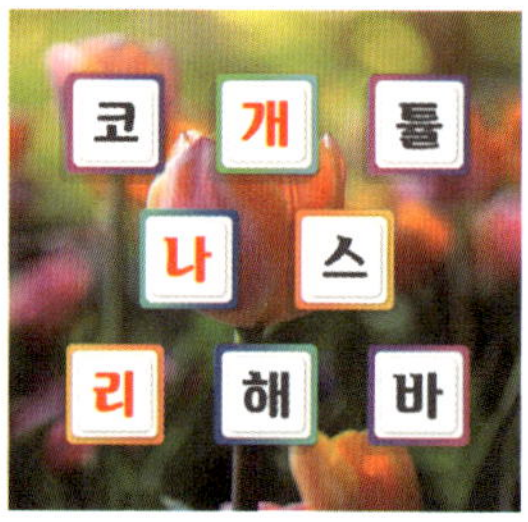

4

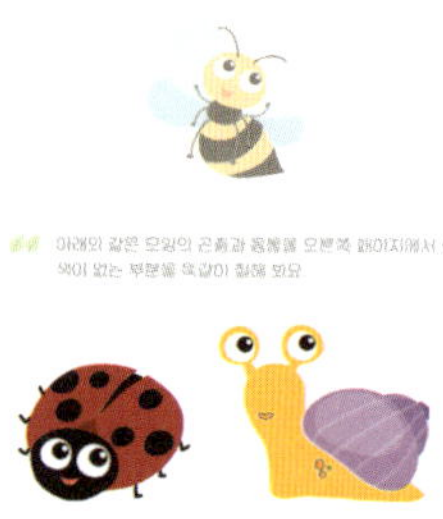

6

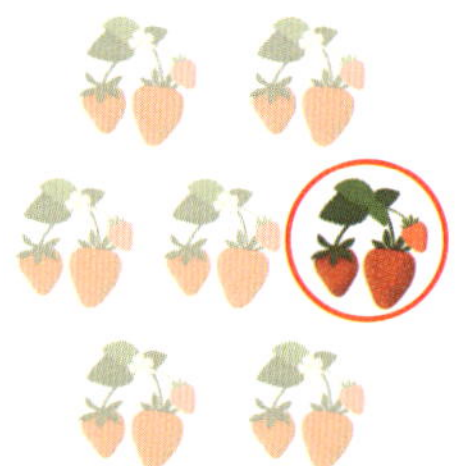

7

부추
가지

부 추
부 추

가 지
가 지

8

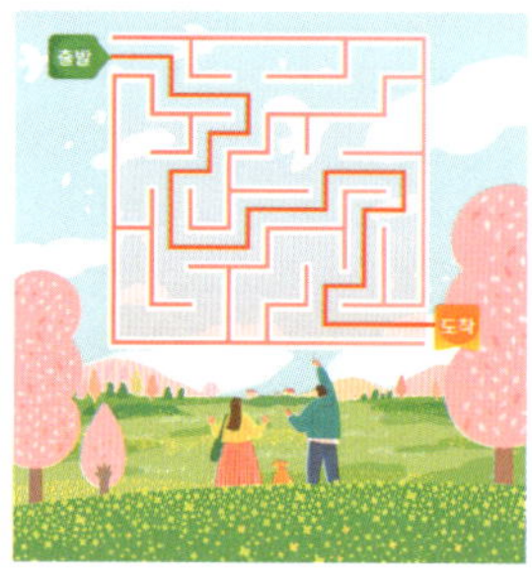

9

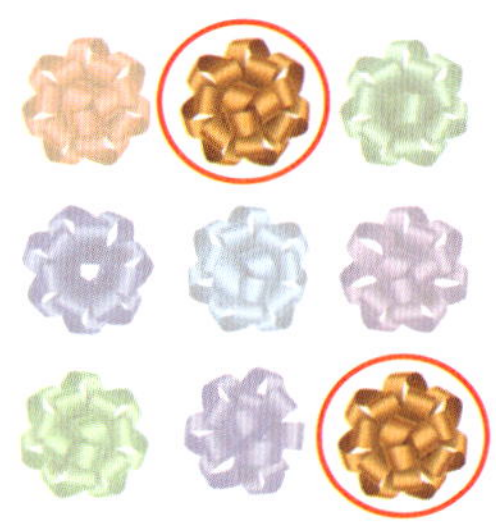

10

딸기

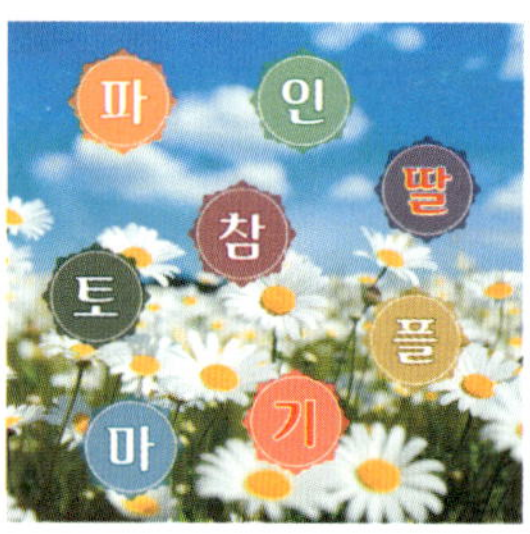

11

1 130,000원
2 4개

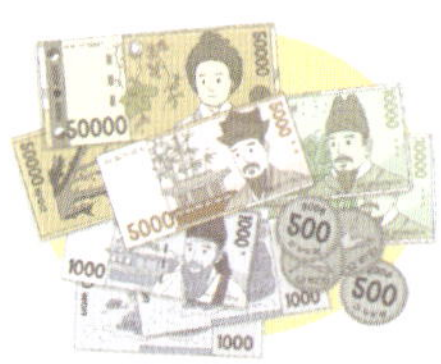

12

개구리
달팽이

개 구 리
개 구 리

달 팽 이
달 팽 이

15

7

01 02 03
04 05 06
08 09 10

4개

13

2송이

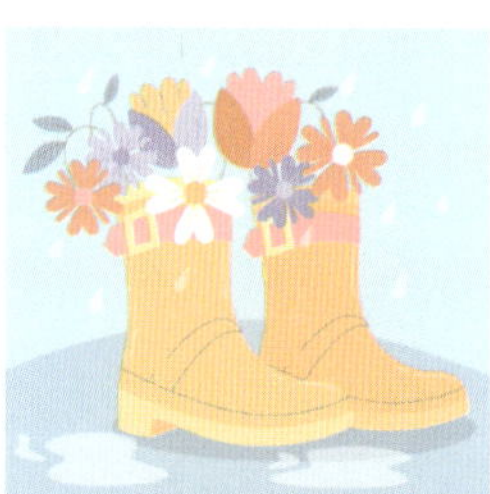

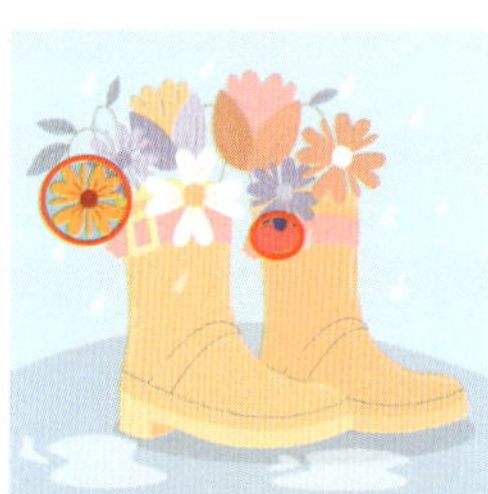

14

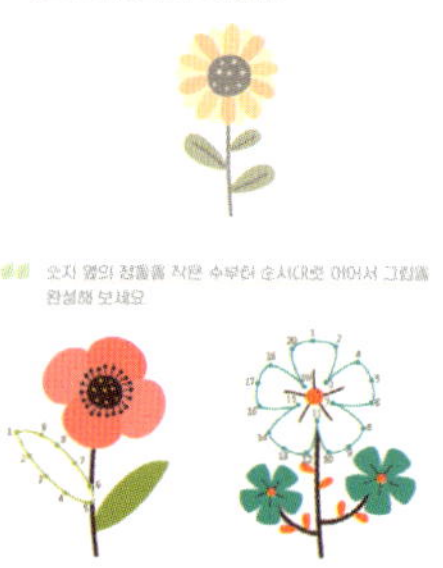

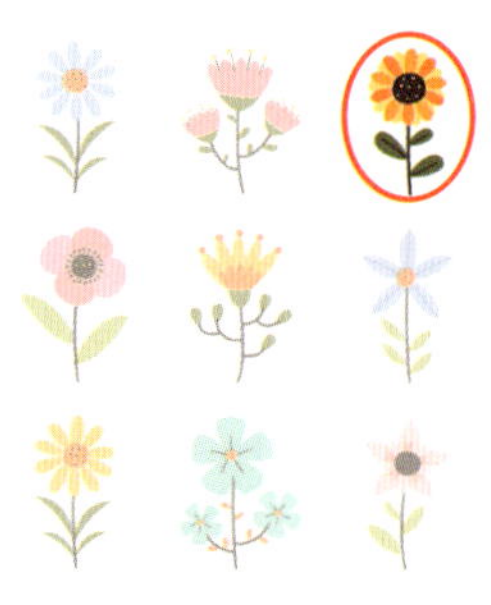

정답 2주

2

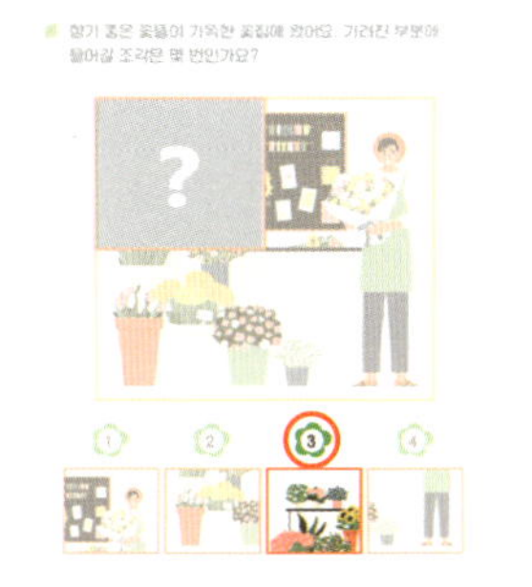

3

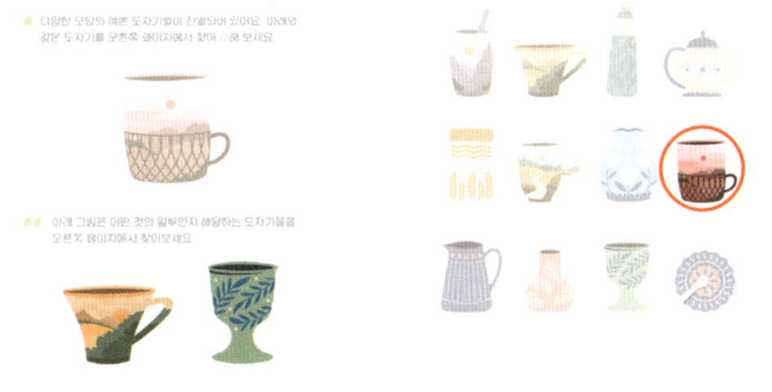

4

원숭이

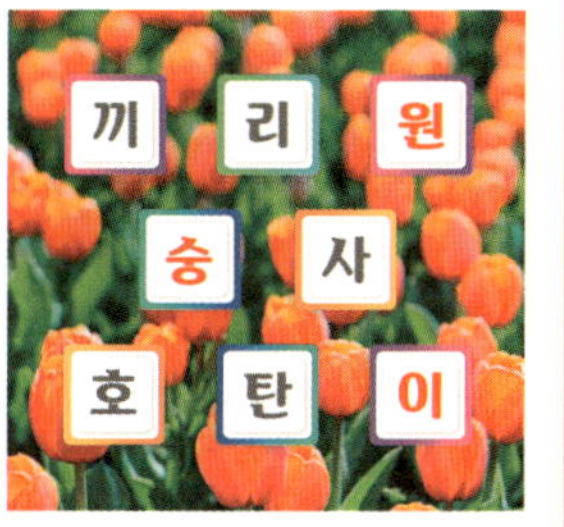

6

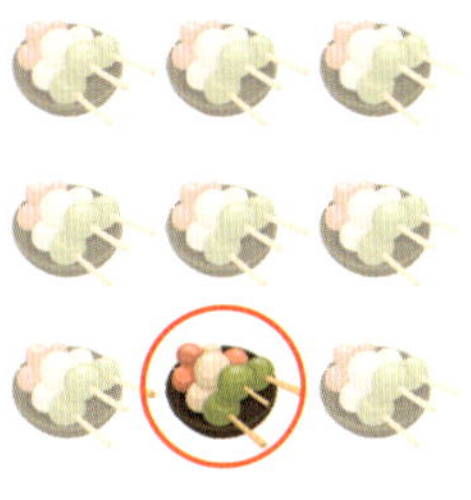

7

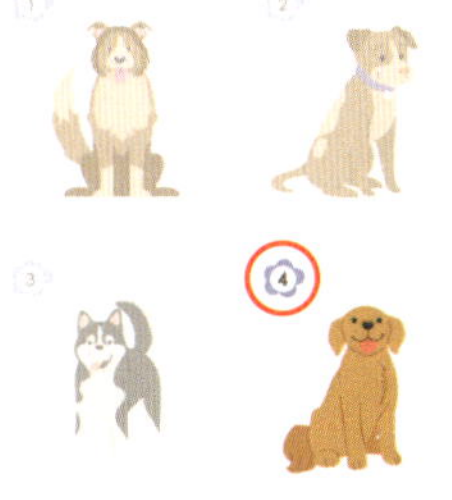

8

미술, 미인, 미역 등

소문, 소원, 소나무 등

9

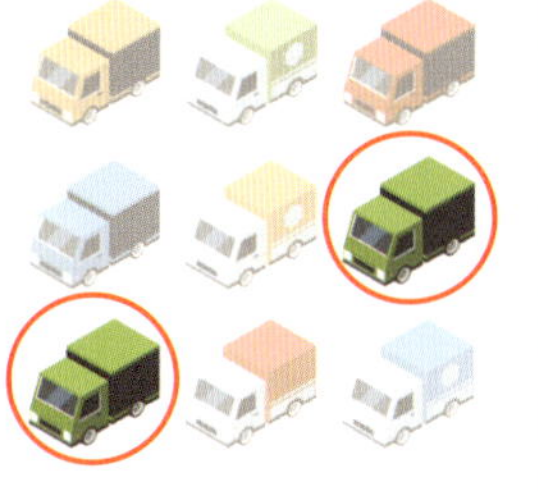

10

불고기

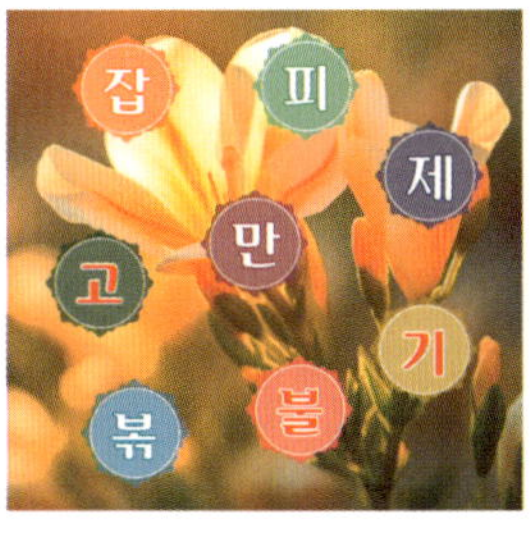

11

4개

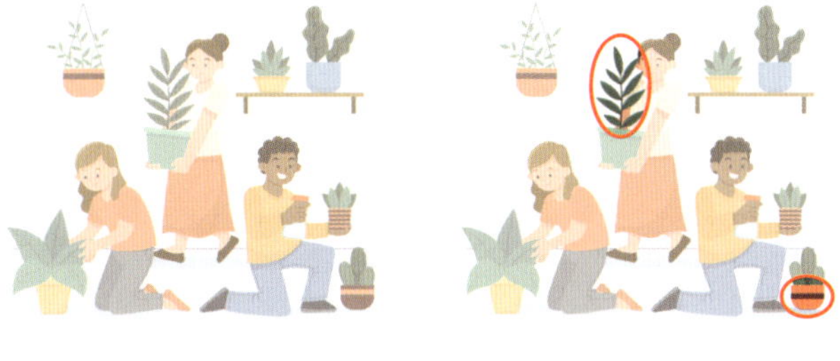

12

12, 10, 20

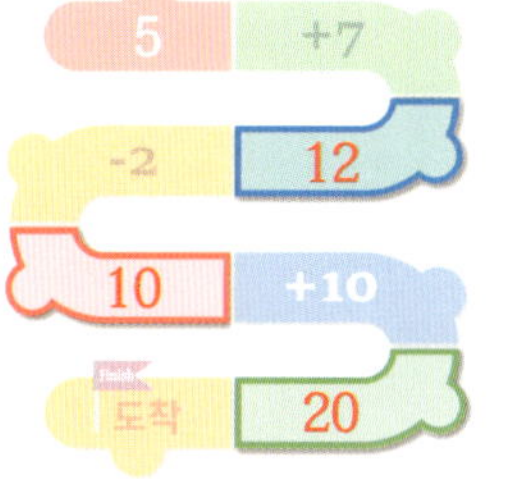

13

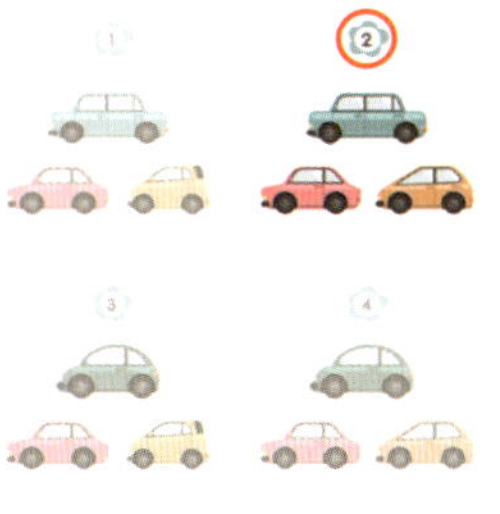

14

벚꽃
수선화

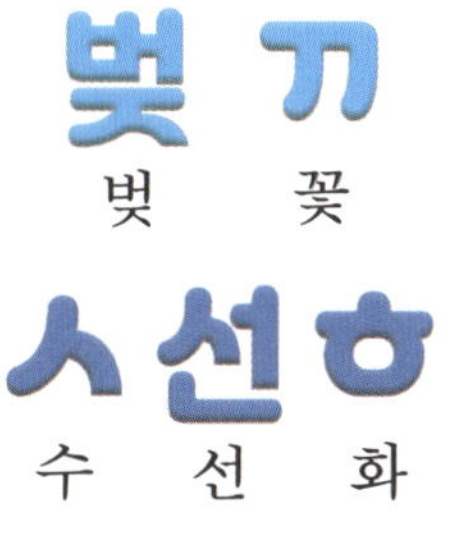

15

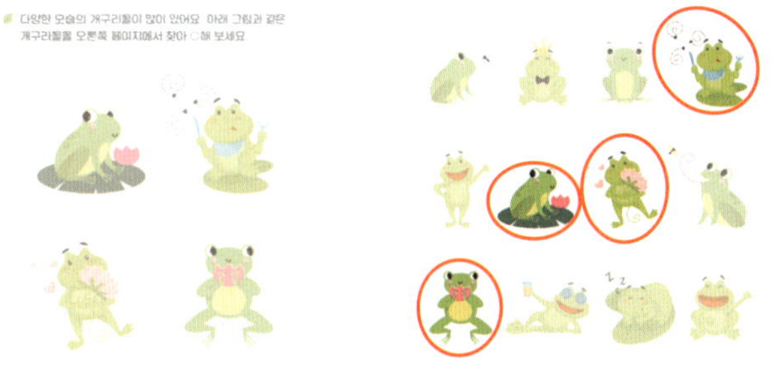

정답 3주

2

①

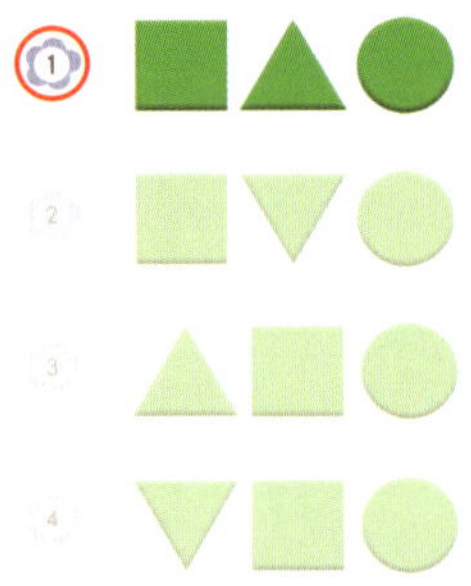

3

입춘

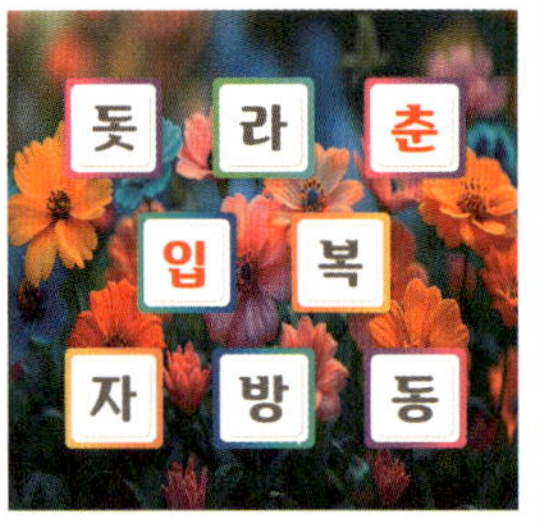

4

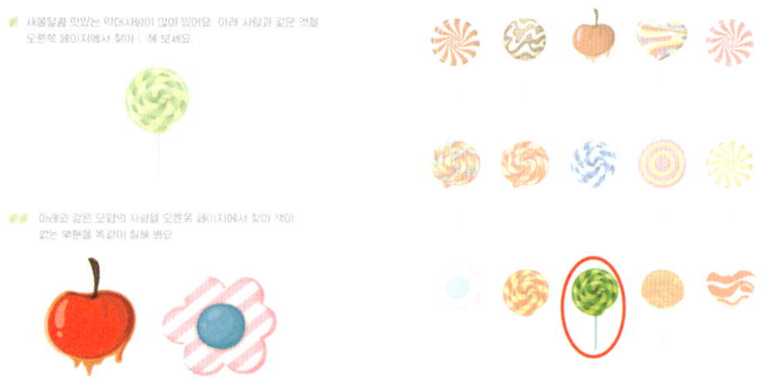

6

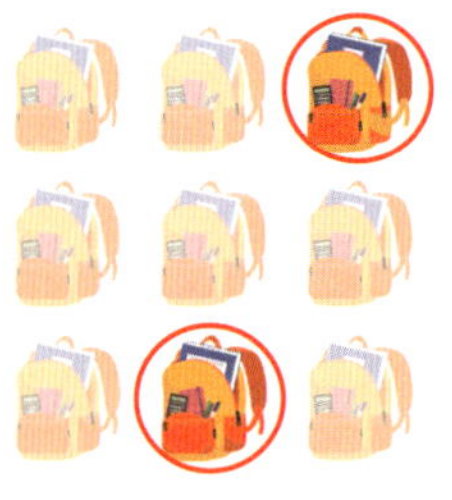

7

두루미
기러기

ㄷㄹ미
두 루 미

ㄱ러ㄱ
기 러 기

8

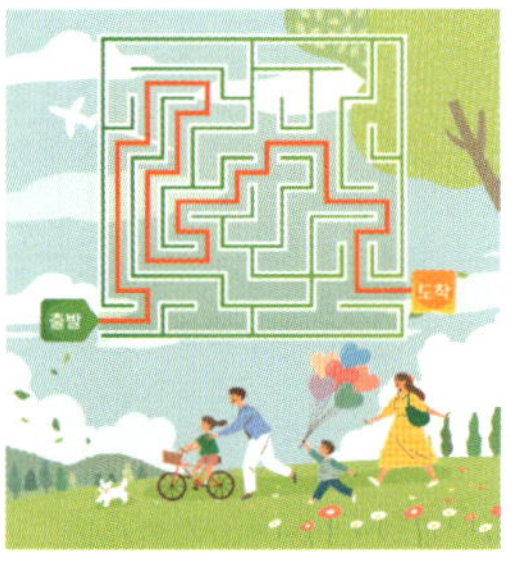

9

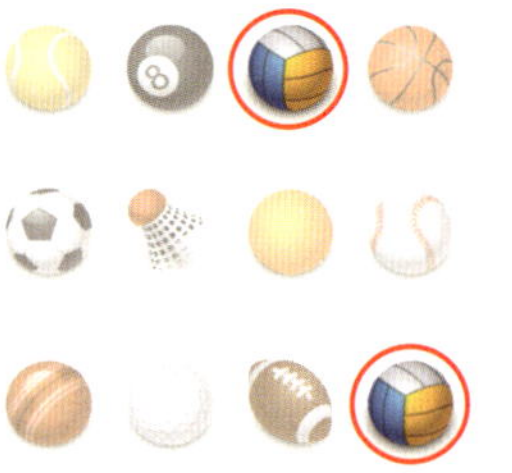

10

토마토

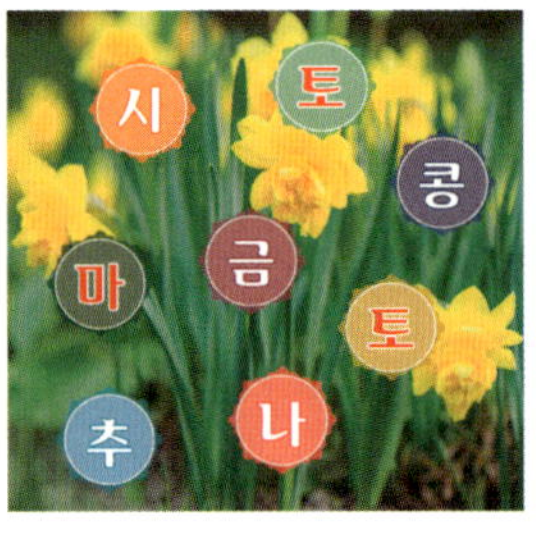

11

4장

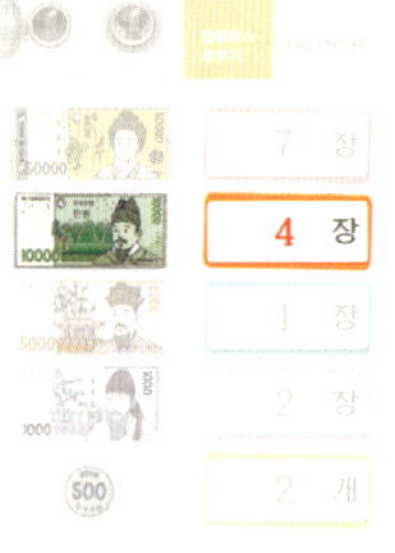

12

갈치
고등어

갈ㅊ
갈 치

ㄱㄷ어
고 등 어

15

29

21 22 23 24
25 26 27 28
30 31 32 33

홀수

13

5마리

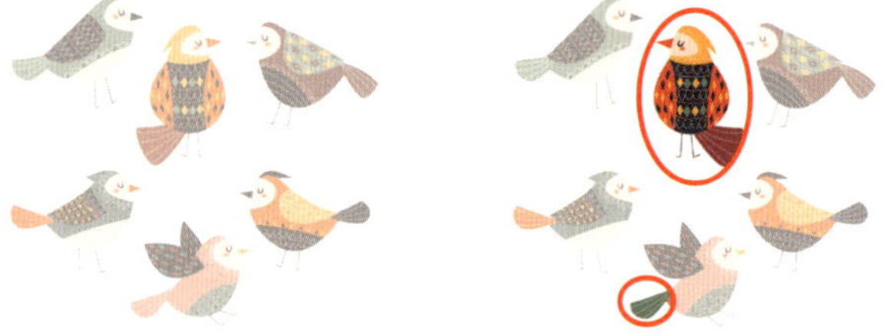

14

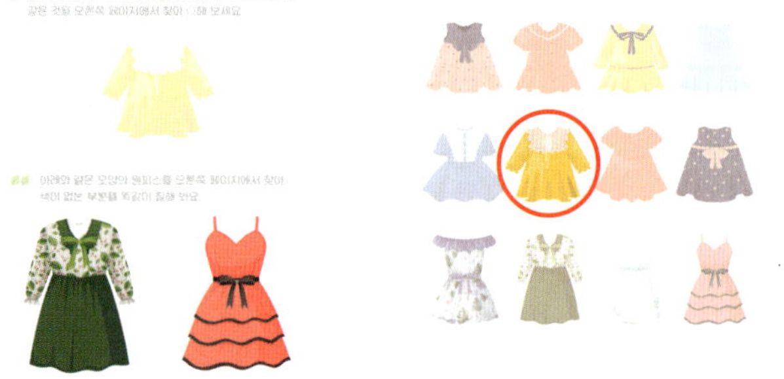

정답 4주

2

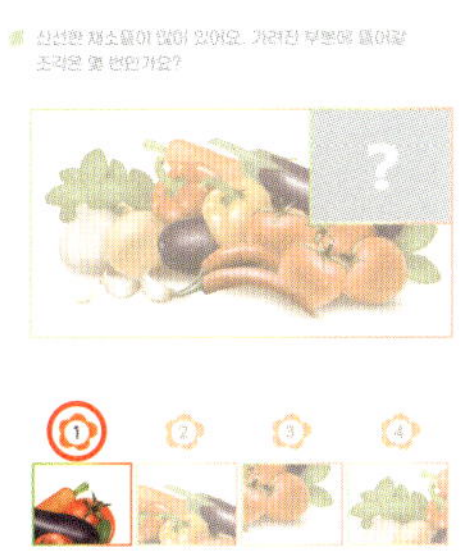

3

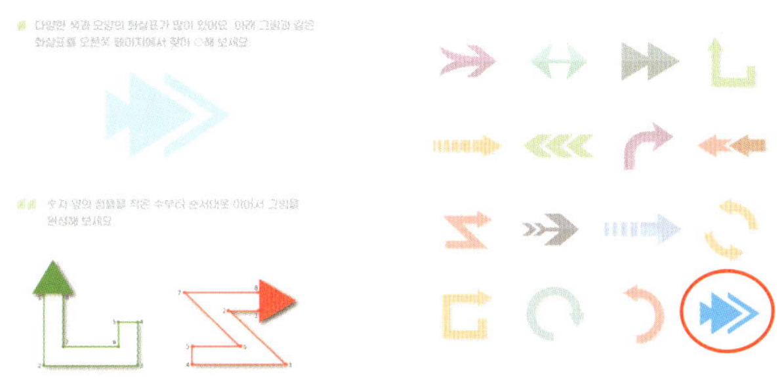

4

오징어

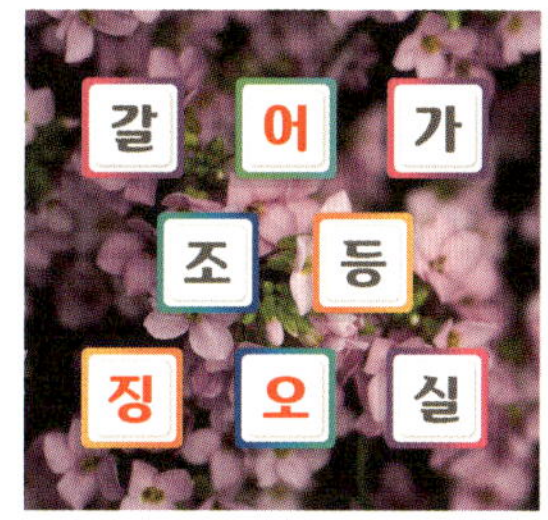

6

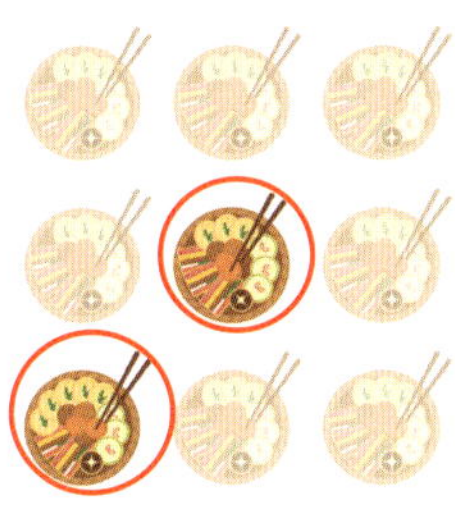

7

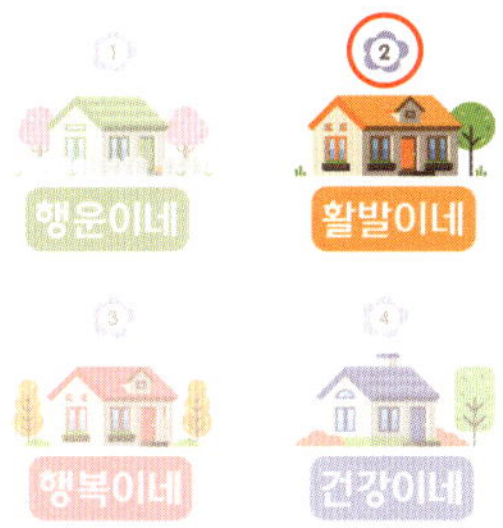

8

회전, 회복, 회색 등

자연, 자동차, 자신감 등

9

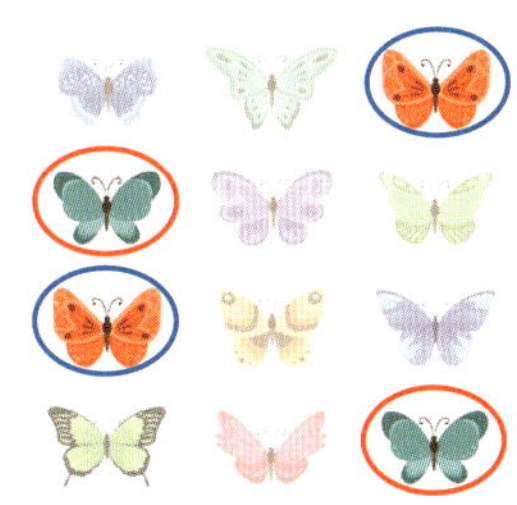

10

파인애플

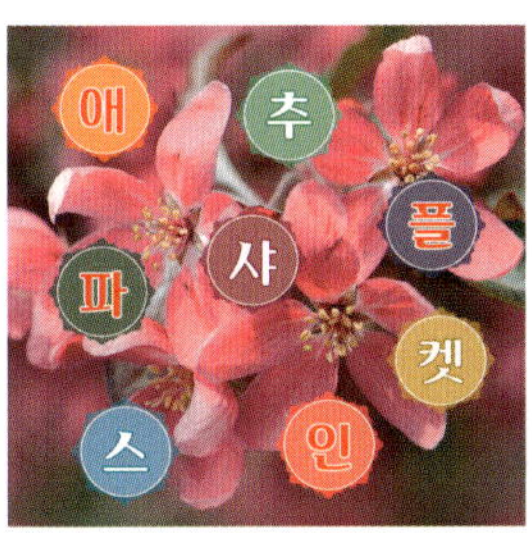

11

3쌍

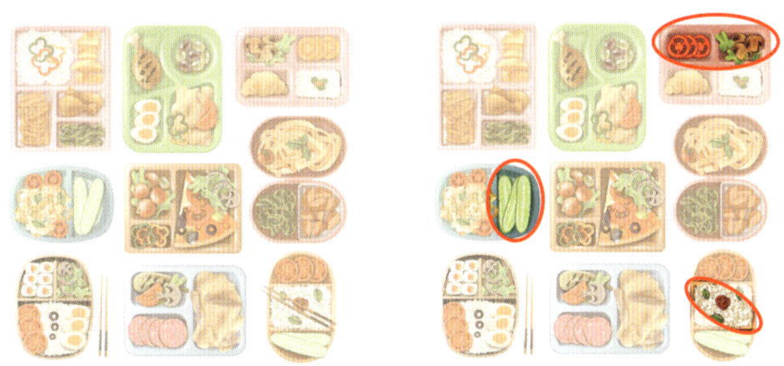

12

25, 34, 40

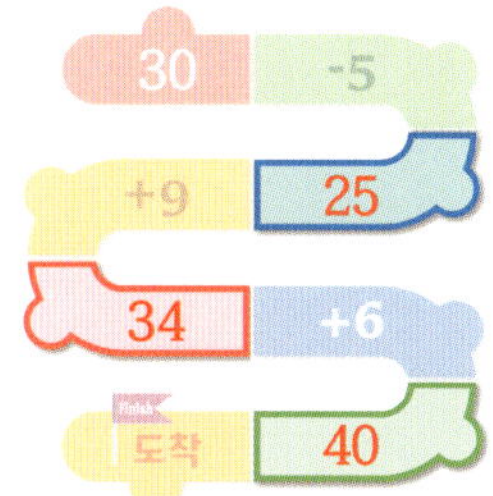

13

14

청양고추
새송이버섯

ㅊㅇㄱㅊ
청 양 고 추

ㅅㅅㅇㅂㅅ
새 송 이 버 섯

15

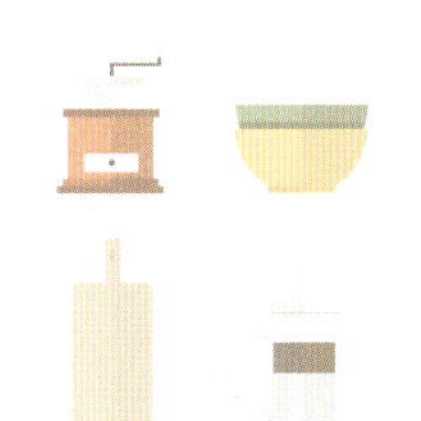
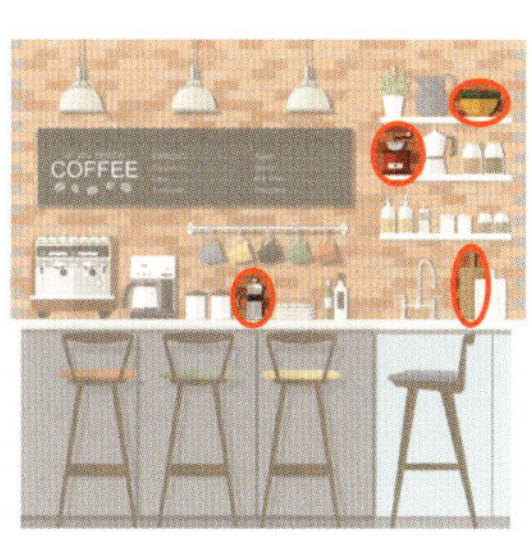

참고 자료

<가장 쉬운 탑클래스 치매예방 첫걸음 1, 2> 탑클래스 두뇌발전소 지음, 동양북스, 2022
<뇌내혁명> 하루야마 시게오 지음, 오시연 번역, 중앙생활사, 2020
<당신이 플라시보다> 조 디스펜자 지음, 추미란 번역, 샨티, 2016
<스트레스의 힘> 켈리 맥고니걸 지음, 신예경 번역, 21세기북스, 2015
<왓칭1> 김상운 지음, 정신세계사, 2011
<늙는다는 착각> 엘렌 랭어 지음, 변용란 번역, 유노북스, 2022
<미라클> 이송미 지음, 비타북스, 2020
<마음의 기적> 디팩 초프라 지음, 도솔 번역, 황금부엉이, 2018
<치매예방을 위한 두뇌성형> 권준우 지음, 푸른향기, 2020
<치매 쇼크 치매 혁명> KBS 생로병사의 비밀 제작팀 지음, 에이엠스토리, 2021
<유대인 생각 사전> 김영환 지음, 행북, 2018
<인디언의 지혜와 잠언> 다봄편집부 지음, 다봄, 2020
<명언의 탄생> 김옥림 지음, 팬덤북스, 2014
<고전명언 마음수업> 임성훈 지음, 스노우폭스북스, 2021
<명언으로 읽는 100명의 인생철학> 김옥림 지음, 창작시대사, 2022
<아들에게 전해주는 인생 명언 365+1> 윤태진 지음, 다연, 2022
<바로보인 도가귀감> 휴정 서산대사 지음, 대원 문재현 선사 역저, 문젠, 2017
<바로보인 유가귀감> 휴정 서산대사 지음, 대원 문재현 선사 역저, 문젠, 2017

https://www.onday.or.kr/wp/?cat=3 (따뜻한 하루 감성편지)
https://blog.naver.com/utimegps/70008004901

인지건강을 위한 두뇌 훈련_봄편 1

초판 인쇄 | 2025년 2월 21일
초판 발행 | 2025년 3월 4일
지은이 | 탑클래스 두뇌발전소·대한치매협회
발행인 | 김태웅
기획 | 김귀찬
편집 | 유난영
디자인 | 디자인플러그
마케팅 총괄 | 김철영
온라인 마케팅 | 김은진
제작 | 현대순
발행처 | (주)동양북스
등 록 | 제 2014-000055호
주 소 | 서울시 마포구 동교로22길 14 (04030)
구입 문의 | 전화 (02)337-1737 팩스 (02)334-6624
내용 문의 | 전화 (02)337-1763 이메일 dymg98@naver.com

ISBN 979-11-7210-911-0 (03690)

http://www.dongyangbooks.com